Ricettario facile quotidiano della dieta mediterranea

50 deliziose ricette dallo stile di vita più sano

Alessandra Sanna

Tutti i diritti riservati.

Disclaimer

Le informazioni contenute in i intendono servire come una raccolta completa di strategie sulle quali l'autore di questo eBook ha svolto delle ricerche. Riassunti, strategie, suggerimenti e trucchi sono solo raccomandazioni dell'autore e la lettura di questo eBook non garantisce che i propri risultati rispecchieranno esattamente i risultati dell'autore. L'autore dell'eBook ha compiuto ogni ragionevole sforzo per fornire informazioni aggiornate e accurate ai lettori dell'eBook. L'autore e i suoi associati non saranno ritenuti responsabili per eventuali errori o omissioni involontarie che possono essere trovati. Il materiale nell'eBook può includere informazioni di terzi. I materiali di terze parti comprendono le opinioni espresse dai rispettivi proprietari. In quanto tale, l'autore dell'eBook non si assume alcuna responsabilità per materiale o opinioni di terzi.

Sommario

Sommario

INTRODUZIONE

Se stai cercando di mangiare cibi che sono migliori per il tuo cuore, inizia con questi nove ingredienti sani della cucina mediterranea.

Gli ingredienti chiave della cucina mediterranea includono olio d'oliva, frutta e verdura fresca, legumi ricchi di proteine, pesce e cereali integrali con moderate quantità di vino e carne rossa. I sapori sono ricchi e i benefici per la salute per le persone che scelgono una dieta mediterranea, una delle più sane al mondo, sono difficili da ignorare: hanno meno probabilità di sviluppare ipertensione, colesterolo alto o diventare obesi. Se stai cercando di mangiare cibi che sono migliori per il tuo cuore, inizia con questi ingredienti sani della cucina mediterranea.

1 colazione hummus Quesadilla (senza formaggio) (vegetariana)

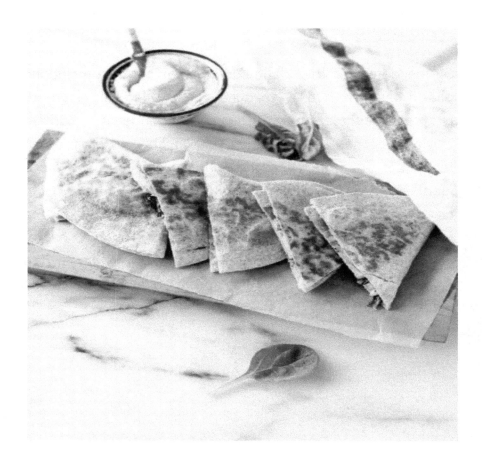

Fissaggi

- 1/2 cipolla, tagliata delicatamente

- 1 peperoncino rosso, tagliato finemente

- 1 pomodoro Roma, tagliato a pezzi

- 1/2 tazza di mais (nuovo o congelato)

- 1 tazza di spinaci, tagliati a fettine

- 2 tortillas integrali o senza glutine

- 1/3 di tazza di hummus al coriandolo Jalapeño di Hope Foods

- 1/2 tazza di fagioli scuri, svuotati e lavati

- 1 avocado, schiacciato

- Salsa e coriandolo, per il fissaggio

Indicazioni

1. In una padella media, aggiungi un po 'd'acqua (o olio, se utilizzato) a fuoco medio. Aggiungere la cipolla; cuocere per 3-4 minuti, finché non iniziano a schiarirsi. Aggiungi il peperoncino; cuocere per 5 minuti. Aggiungere il pomodoro e il mais; cuocere per altri 5 minuti. Aggiungere gli spinaci; cuocere fino a quando avvizzito, circa 1 momento.

2. Individua un livello di tortilla. Su una porzione della tortilla, aggiungi metà dell'hummus; distribuiti equamente. Aggiungere metà delle verdure e 1/4 di tazza di fagioli scuri sopra l'hummus.

3. Sovrapponi la tortilla in parti uguali.

4. In una padella simile, aggiungi la quesadilla. A fuoco medio, cuocere per 2-3 minuti su ciascun lato, fino a quando un po 'fresco.

5. Eliminare; tagliato in 4 pezzi pari.

6. Ripassare con l'altra tortilla e il resto dei ripieni.

7. Presenta con avocado pestato, salsa e coriandolo novello.

2.Scodella in padella per colazione con patate dolci e fagioli scuri (vegan)

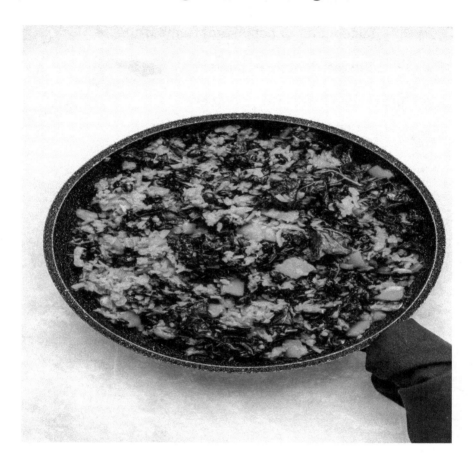

Fissaggi

PER IL MIX DI SPEZIE

- 1 cucchiaino di stufato di fagioli in polvere

- 1 cucchiaino di cumino macinato

- 1 cucchiaino di sale marino (oa piacere)

- 1/2 cucchiaino di cipolla in polvere

- 1/2 cucchiaino di origano

- 1/2 cucchiaino di paprika affumicata · 1/4

  cucchiaino di aglio in polvere

- pepe nero macinato (a piacere)

PER LA SKILLET

- 1 cucchiaio di olio d'oliva

- 1 cipolla gialla, tagliata a dadini

- 1 peperone rosso, tagliato a dadini

- 3 spicchi d'aglio, tritati

- 4 tazze di igname macinato (circa 1 enorme)

- 4 tazze di cavolo nero, pezzi di piumino ridotti attaccati (ho utilizzato cavolo verde ondulato)

- 1 15 once può fagioli scuri, esauriti e lavati

Linee guida

1. Prepara la miscela di aromi: in una piccola ciotola, unisci 1 cucchiaino di cumino, 1 cucchiaino di spezzatino in polvere, 1 cucchiaino di sale marino, 1/2 cucchiaino di cipolla in polvere, 1/2 cucchiaino

di origano, 1/2 cucchiaino di paprika reek, 1/4 cucchiaino di aglio polvere e pepe nero appena macinato a piacere. Metti in un posto sicuro.

2. Scaldare l'olio d'oliva in un'ampia padella a fuoco medio. Aggiungere la cipolla tagliata a dadini e rosolare finché non diventa chiara, circa 3 minuti. Aggiungere il peperoncino tagliato a dadini e cuocere per altri 2 minuti, a quel punto unire l'aglio tritato e far rosolare per altri 30 secondi, fino a quando non è fragrante. Aggiungere l'igname macinato e mescolare per consolidare, distribuendolo
equamente sulla padella. Copri la padella. Dopo circa 3 minuti, mescolare la combinazione di igname e coprire di nuovo per cuocere per altri 2-3 minuti.

3. Aggiungere la scorza e mescolare fino a coprire uniformemente l'igname, a quel punto aggiungere il cavolo nero e i fagioli scuri sopra (non mescolare) - condire con sale e pepe a piacere. Coprite per 2-3 minuti per far appassire il cavolo nero, a quel punto svelate e mescolate per spargere equamente il cavolo nero e le fave. Servire subito o dividere tra 4 contenitori per scorte di vetro per la cena, preparare e conservare in frigorifero. Mangia entro 4 giorni.

3.Goodcakes proteici allo yogurt (vegetariani / senza glutine)

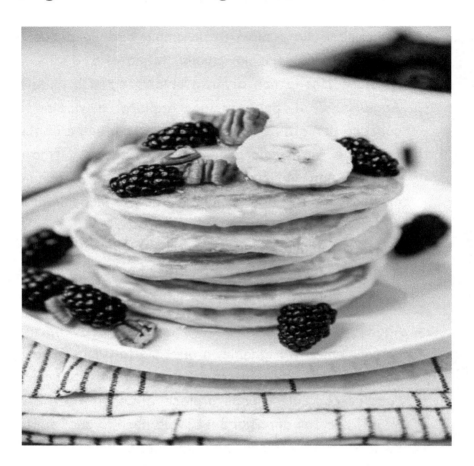

Fissaggi

- 1/2 tazza di farina di mandorle

- 1,5 cucchiai di farina di cocco

- 1/3 di tazza di yogurt greco naturale

- 1/2 cucchiaino di vaniglia

- 1/4 cucchiaino di polvere riscaldante

- 1/4 di tazza di albumi

Linee guida

1. Unisci tutti i fissaggi in una ciotola e sbatti bene.

2. Immagine a misura per le torte allo yogurt. Svuotamento dei fissaggi umidi in secco

3. Riscaldare una padella antiaderente solo marginalmente a fuoco medio. Svuotare il giocatore nella pirofila e coprire con una cima.

4. Immagine a misura per le torte allo yogurt. Flapjacks che cucinano nel piatto

5. Cuocere fino a quando iniziano a dorare sulla base (circa sette minuti). Girare e recuperare fino a cottura completa (circa altri tre minuti).

6. Immagine su misura per frittelle di yogurt. Lanciare le frittelle nella padella

7. Servire velocemente rifinito con prodotto biologico, sciroppo d'acero o margarina alle noci!

8. Note sulla formula

9. Nota: questi dolci crescono molto, quindi non renderli troppo enormi.

10. Nota: conosci la tua padella! Il mio enorme antiaderente li rende di un colore terroso perfettamente brillante, dalla mia padella di terracotta forse li cuoce piacevolmente ogni volta che viene lasciato scoperto.

4 muffin all'uovo e pomodori secchi e spinaci (veggie lover)

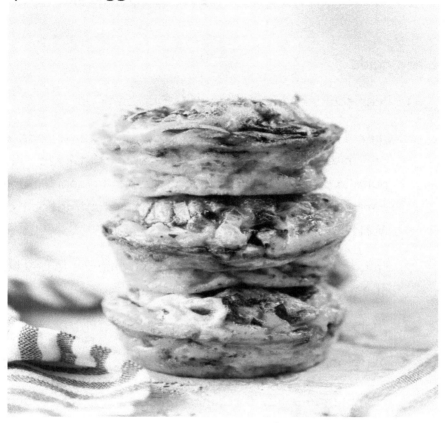

Fissaggi

- 10 uova enormi

- 1 cucchiaino di sale marino

- 1/4 cucchiaino di pepe nero

- 1/3 di tazza di pomodori secchi tagliati al sole

- 3/4 di tazza di spinaci tagliati

- 1/4 di tazza di basilico nuovo tagliato o in chiffon

- 1 tazza di formaggio cheddar parmigiano macinato

Linee guida

1. Preriscaldare la griglia a 400 F.

2. Prendi una teglia per biscotti da 12 pezzi e fodera con rivestimenti in silicone, oppure utilizza una padella per biscotti in silicone. Oppure ricoprire una normale pirofila con doccia di cottura antiaderente. Metti in un posto sicuro.

3. In un'enorme ciotola per frullare, rompere le uova e sbattere insieme a sale e pepe nero.

4. Includere ogni altro fissaggio.

5. Distribuire uniformemente nelle teglie da biscotti riempiendone 2/3. Completare con il formaggio cheddar extra di parmigiano. 6. Riscaldare in una stufa preriscaldata per 12-15 minuti o finché non si solidifica

5 ciotola per la colazione Yam (vegetariana)

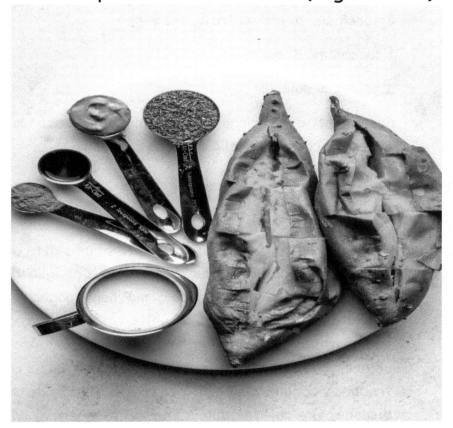

Fissaggi

- 2 patate dolci medie

- 2/3 di tazza di latte vegetale

- 2 cucchiai di lino macinato

- 1 cucchiaio di margarina dado o semi di decisione (ho utilizzato anacardi)

- 2 cucchiaini di concentrato di vaniglia

- 1 cucchiaino di cannella

- Macchia di sale

- Condimenti discrezionali: melograno, semi di zucca, yogurt al cocco, granella di cacao e muesli

Linee guida

1. Preriscalda il tuo broiler a 400F e fissa un piatto di preparazione con carta materiale o un groviglio di silicone. Lava le patate dolci, ma non spogliarle. Tagliate le patate un paio di volte con una lama, a quel punto mettete nel piatto e preparate per 45 - un'ora, o fino a quando un "caramello" inizia a traboccare dalle aperture penetrate. (Nota: se si dispone di patate dolci enormi, suggerirei di tagliarle a metà nel senso della lunghezza e di metterle con il lato tagliato verso il basso sulla piastra riscaldante per ridurre il tempo di cottura).

2. Elimina gli ignami dal fornello e raccogli con cautela il loro tessuto in un'enorme ciotola. Includere il latte, il lino, la crema di noci, la vaniglia, la cannella e il sale. Utilizzare un frullatore a immersione per "cremare" la combinazione insieme per 60-90 secondi, iniziando con l'impostazione minima. Poi di

nuovo, puoi mettere tutti gli elementi di fissaggio in un robot da cucina e mescolare fino a quando non diventa denso e liscio, da 2 a 3 minuti.

3. Divaricare nelle ciotole, guarnire come desiderato e servire caldo. Gli extra si conservano in frigorifero fino a 5 giorni.

6 dolcetti per la colazione con cereali alla cannella e mele (vegetariani)

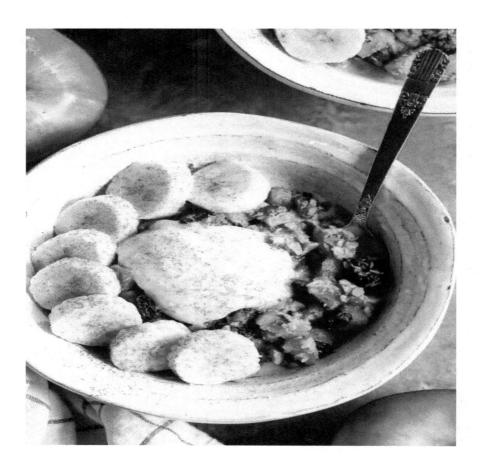

Fissaggi

- 2 ½ tazze di avena antiquata (va bene anche l'avena vivace o combo)

- 1 ½ tazza di purea di frutta non zuccherata

- 2 cucchiaini di cannella

- $\frac{1}{2}$ mela, privata del torsolo e tagliata a cubetti

- $\frac{1}{4}$ di tazza di zucchero naturale, + altro per spolverare

Linee guida

1. Preparazione: preriscaldare la griglia a 350 gradi F. Rivestire una teglia con materiale, un Silpat o un olio delicato con olio.

2. Frullare: in una ciotola per frullare di medie dimensioni, unire l'avena, la purea di frutta e la cannella. Mescola bene per unire. Prepara la mela, lasciando riposare la miscela per un paio di istanti. Aggiungere la mela e frullare ancora una volta.

3. Paletta: Usando un misurino da tavola, raccogli le colline bilanciate della combinazione, facendo un punto per imballarlo teneramente con le dita, posizionarlo su un foglio da dessert. Nella remota possibilità che questi non vengano risolti correttamente, potrebbero in generale autodistruggersi. Cospargere il punto più alto di

ogni trattamento con lo zucchero. Quest'ultimo anticipo è discrezionale.

4. Calore: posizionare la sfoglia sul fornello, sulla griglia centrale, e preparare per 17-20 minuti.

5. Lascia raffreddare un paio di momenti e apprezza!

6. Rende circa 16-18 bocconcini.

7. Conservazione: conservare i dolcetti extra, coperti, sul bancone per 3-4 giorni.

7 muffin alle carote e zucchine (veggie lover)

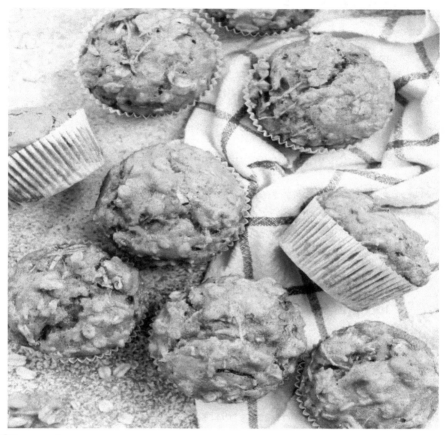

Fissaggi

- ½ tazza di margarina vegetariana

- ½ tazza di purea di frutta non zuccherata

- 1 tazza di dolcificante puro

- $\frac{1}{2}$ tazza di zucchero di cocco

- 1 cucchiaio di concentrato di vaniglia

- $\frac{1}{4}$ tazza di banchetto di lino

- $\frac{1}{4}$ di tazza di latte di mandorle

- 2 tazze di farina senza glutine universalmente maneggevole

- 1 tazza di farina di mandorle

- 1 cucchiaino e mezzo di cannella

- $\frac{1}{2}$ cucchiaino di zenzero macinato

- $\frac{3}{4}$ cucchiaino di bevanda calda

- $\frac{3}{4}$ cucchiaino di polvere riscaldante

- $\frac{1}{2}$ cucchiaino di addensante (nessun motivo valido per aggiungere se la miscela di farina acquisita localmente lo contiene al momento)

- $\frac{1}{2}$ cucchiaino di sale genuino

- 1 tazza di noci pecan tagliate

- 1 tazza di carote distrutte

- 1 tazza di zucchine distrutte

- $\frac{1}{2}$ tazza di uvetta brillante

Linee guida

1. Preriscalda la griglia a 335 ° F. In un frullatore elettrico a mano o con stand, crema la margarina, la purea di frutta, il dolcificante puro, lo zucchero di cocco e il concentrato di vaniglia fino a ottenere un composto leggero e soffice.

2. Unisci la festa del lino e il latte di mandorle. In una ciotola per frullare diversa, consolidare la farina senza glutine, la farina di mandorle, la cannella, lo zenzero, il pop per la preparazione, la polvere riscaldante, l'addensante (se utilizzato) e il sale. Aggiungere la miscela di farina nella ciotola con la crema da spalmare e lo zucchero, $\frac{1}{2}$ tazza contemporaneamente, mescolando in modo uniforme fino a quando tutto intorno si è unito.

3. Unisci delicatamente noci pecan, carote, zucchine e uvetta. Lascia riposare la combinazione per 15-20 minuti.

4. Foderare un contenitore per biscotti con fodere di carta, riempirle fino in cima con il giocatore e lisciare delicatamente. Riscaldare fino a quando non si solidifica completamente, 30-33 minuti.

8. Ciotola per padella con lenticchie di pollo

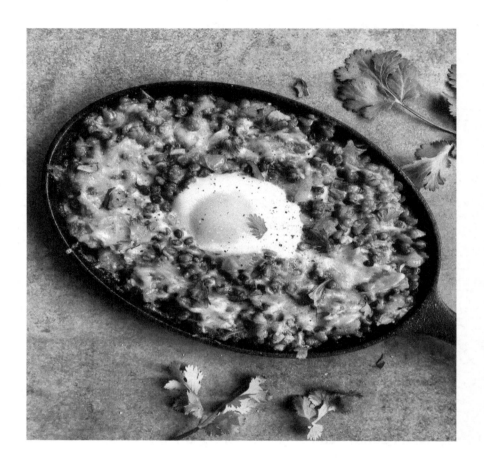

Fissaggi

- Lista di controllo per la riparazione

- 7 - 8 tazze di brodo di ossa di pollo

- ⅔ tazza di farro perlato

- ½ tazza di lenticchie francesi essiccate

- 1 ½ tazza di finocchio tagliato grossolanamente (1 medio)

- 3 carote, divise per il lungo e tagliate

- 2 porri piccoli, gestiti e tagliati

- 1 cucchiaio di olio d'oliva

- 2 tazze di pollo cotto distrutto

- 3 cucchiai tagliate il prezzemolo nuovo

- 3 cucchiai tagliate nuove fronde di finocchio (discrezionale)

- 2 spicchi d'aglio, tritati

- ½ cucchiaino di sale

- ½ cucchiaino di pepe nero

- Tagli di limone (discrezionale)

linee guida

Fase 1

In una pentola enorme, porta il brodo di ossa di pollo fino a quando bolle. Aggiungere il farro e le lenticchie. Rivisitazione del bubbling; diminuire il calore. Stufare da 25 a 30 minuti o finché non diventa delicato.

Fase 2

Nel frattempo, in un'enorme padella, cuocere finocchi, carote e porri in olio caldo a fuoco medio per circa 5 minuti o fino a quando non sono delicati. In una ciotola, mescolare il prezzemolo, le fronde di finocchio (se utilizzate) e l'aglio.

Fase 3

Mescolare le verdure saltate, il pollo, il sale e il pepe nella pentola — Cuocere e mescolare finché non si sono riscaldati. Ogni volta che lo desideri, versa un limone tagliato in ogni ciotola - le porzioni migliori con la combinazione di prezzemolo.

9) dolcetti di pane alle zucchine (vegetariano / senza glutine)

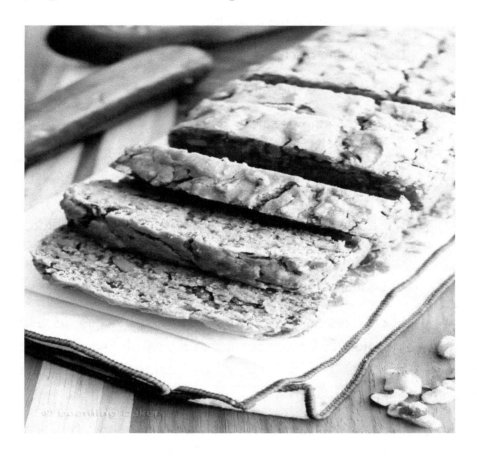

Fissaggi

- 1 cucchiaio di banchetto di lino + 3 cucchiai di acqua tiepida per incorniciare un uovo di lino

- 1 banana enorme pronta, schiacciata

- 2 cucchiai di purea di frutta non zuccherata

- 1 cucchiaino di concentrato di vaniglia

- 1/2 tazza d'avena spostata antiquata

- 1/2 tazza di farina d'avena

- 1 cucchiaino di cannella

- 1 cucchiaino di bevanda calda

- 1/2 cucchiaino di sale

- 1 zucchina media

- 1/3 di tazza di noci pecan tagliate

- 1/3 di tazza di gocce di cioccolato   **Linee guida**

1. Preriscaldare la griglia a 350F. Foderare un foglio di preparazione con carta materiale.

2. Sbatti insieme la festa di lino e l'acqua in una piccola ciotola per formare un uovo di lino. Lasciate riposare per 3-5 minuti per gelatinizzare su una superficie a uovo.

3. Squash banana in una ciotola per frullare. Aggiungere l'uovo di lino, la purea di frutta e il concentrato di vaniglia. Miscela per consolidare.

4. Aggiungere l'avena, la farina d'avena, la cannella, la bevanda calda e il sale. Frullare fino a quando tutto intorno si è unito.

5. Taglia le zucchine utilizzando una grattugia o un robot da cucina con un tagliente distruttivo.

36

Racchiudere le zucchine distrutte con un asciugamano asciutto e spremere quanta più acqua possibile.

6. Mescolare delicatamente le zucchine, a quel punto sovrapporre le noci pecan e le gocce di cioccolato.

7. Segmenta circa 2 cucchiai di battitore per incorniciare ogni bocconcino e macchia il foglio riscaldante pronto. Dovresti avere 12 dolcetti. Spingi delicatamente verso il basso ogni trattamento per lisciare un po '.

8. Preparare per 10-12 minuti, finché i fondi del trattamento non iniziano a dorarsi.

9. Lascia raffreddare per un paio di istanti prima di passare a un rack di raffreddamento e apprezza!

10 Muffin ai funghi di tacchino

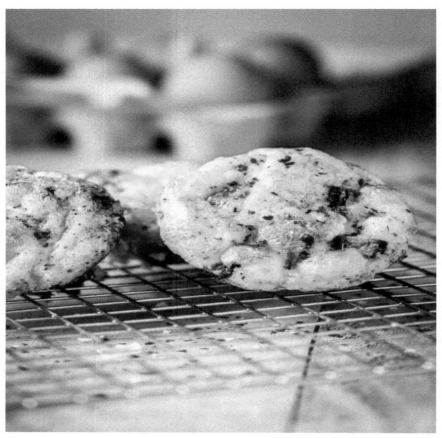

Fissaggi

- 2 once di salmone macinato di tacchino

- ½ cucchiaino di olio d'oliva

- ⅓ funghi Bella neonato tagliati a tazza

- Quattro uova enormi

- Tre cucchiai di latte scremato

- $\frac{1}{4}$ di cucchiaino di pepe macinato

- $\frac{1}{4}$ di tazza di formaggio cheddar finemente distrutto

Linee guida

1. Preriscaldare la griglia a 350 °. Rivestire 4 tazze di una teglia da forno con doccia di cottura, assicurandosi che ogni tazza sia completamente coperta.

2. In una piccola padella soffriggere, cuocere l'hot dog a fuoco medio-alto fino a quando non si sarà disintegrato e cuocere per circa 7-8 minuti. Elimina la connessione dal contenitore e posiziona su un piatto fissato con un tovagliolo di carta.

3. Restituire il piatto al caldo; aggiungere olio d'oliva e funghi. Soffriggere i funghi per 1-2 minuti fino a quando leggermente delicati. Aggiungi i funghi all'hot dog.

4. In una piccola ciotola sbatti insieme le uova, il latte e il pepe macinato.

5. Miscela di hot dog Gap tra le quattro tazzine di biscotti. Versare il composto di uova su wiener e funghi. Potresti avere qualcosa in più facendo

affidamento sulle dimensioni specifiche delle tue tazze per biscotti.

6. Distribuisci equamente il cheddar tra le tazze di biscotti, cospargendole sul punto più alto di ciascuna.

7. Cuocere per 25 minuti o fino a quando il biscotto non sarà sodo al tatto. Eliminate dal fuoco e lasciate raffreddare leggermente prima di servire.

11 Taco guacamole Colazione Skillet Bowl

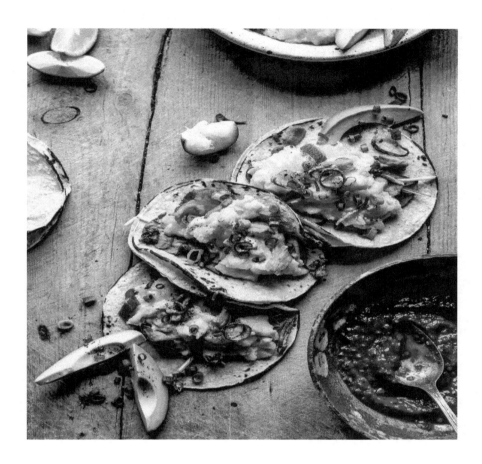

Fissaggi

- 6 tortillas di mais *

- ½ libbra di chorizo messicano *

- 4 uova

- 1 cucchiaio. panna / metà e metà / latte (uno qualsiasi dei due funziona)

- correre di sale

- $\frac{1}{2}$ tazza di formaggio cheddar macinato

- salsa al peperoncino rosso *

- $\frac{1}{4}$ di cipolla cruda a dadini

- guacamole

- 1 avocado

- 1/4 cucchiaino. Miscela di spezie verdi del Cile *

- 2 cucchiaini. cipolla tritata

- 1 spicchio di lime (~ 1/8 di lime)

Indicazioni

1. Se stai preparando le tortillas di mais, preparale prima. Consenti 30 minuti. Mantieni le tortillas calde in una tortilla più calda. Nella remota possibilità che utilizzando tortillas acquistate localmente, mettile in un pacchetto di plastica sbloccato con un tovagliolo di carta un po 'fradicio. Forno a microonde per 30 secondi a fuoco alto. Passa a una tortilla più calda o tienila in una confezione fino a quando non sei pronto per l'uso. Cerca di non sigillare la confezione.

2. Riscaldare la salsa di peperoncino rosso e tenerla al caldo.

3. Prepara il guacamole

4. Schiaccia l'avocado in una ciotola. (Uso una forchetta.)

5. Aggiungere l'aroma verde del Cile e la cipolla. Schiaccia il succo dello spicchio di lime sopra gli elementi di fissaggio. Mescola per unirti. Assaggia il sale e cambia se necessario.

6. Conservare in frigorifero fino al momento di raccogliere i tacos.

7. Ripieno di uova e chorizo

8. Disintegrare il chorizo in una padella di medie dimensioni e cuocere a fuoco medio fino a cottura ma bagnato.

9. Mentre il chorizo cuoce, sbatti insieme le uova, la panna e il sale. Nel momento in cui il chorizo è pronto, svuota le uova nella padella, utilizza una spatola per spostare la miscela e sovrapponi il chorizo.

10. Nel momento in cui le uova sono quasi cotte, sovrapporle al cheddar. Elimina dal calore e tieniti al caldo.

11. Raccogli un taco mettendo una cucchiaiata di combinazione di uova / chorizo / cheddar nel punto focale di una tortilla. Top e 1-2 cucchiai: peperoncino rosso, informazioni sul guacamole e la misura ideale di cipolla tritata.

12 Avena preparata (vegetariana)

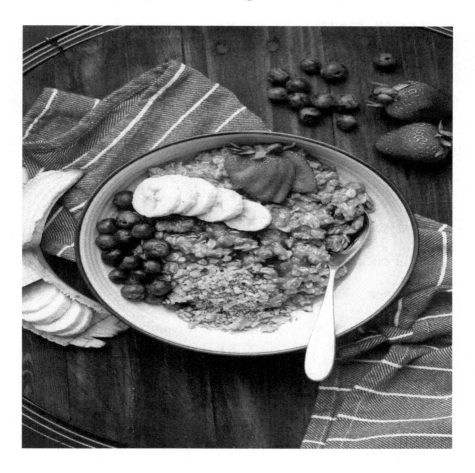

Preparazione

- 2 tazze di avena antiquata

- 1 cucchiaino di cannella

- 1 cucchiaino di polvere riscaldante

- $\frac{1}{4}$ di cucchiaino di sale

- 2 banane troppo mature

- 1 $\frac{1}{2}$ tazza di latte di mandorle

- $\frac{1}{4}$ di tazza di crema di nocciola vellutata

- 2 cucchiai di sciroppo d'acero

- 1 cucchiaio di semi di lino macinati

- 1 cucchiaino di concentrato di vaniglia

Linee guida:

1. Preriscaldare la griglia a 375 ° F. In una pirofila da 8 × 11 pollici, consolidare l'avena, la cannella, la polvere riscaldante e il sale.

2. In un'enorme ciotola per frullare, schiacciare le banane, aggiungere il latte di mandorle, la crema di nocciola, lo sciroppo d'acero, i semi di lino e il concentrato di vaniglia. Lasciare che la miscela

rappresenti 5 minuti affinché i semi di lino si solidifichino.

3. Versare i fissaggi umidi sulla combinazione di avena e mescolare per consolidare.

4. Preparare rivelato nella stufa preriscaldata fino a quando il punto più alto del cereale è brillante e la miscela è impostata intorno a 30-35 minuti. Eliminate e lasciate raffreddare per 5 minuti.

5. Presenta con una spruzzata di nocciola e tagli di banana, ogni volta che lo desideri.

13 Muffin all'uovo con salsiccia di tacchino

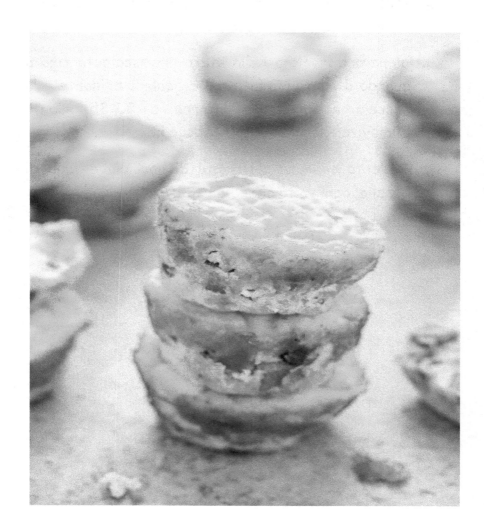

Preparazione:

- 12 imballaggi wurstel per la colazione di tacchino eliminati

- 6 uova

- 1 tazza di albumi

- 6 forme congelate di spinaci scongelati e privi di acqua in abbondanza (o 1/2 tazza di spinaci novelli cotti e tagliati a pezzi)

- 1 cucchiaino. cipolla in polvere

- 2 cucchiaini. salsa piccante

- 1/4 cucchiaino. ogni sale e pepe

Linee guida / Come:

1. Preriscaldare la griglia a 375 gradi F.

2. Elimina l'imballaggio dalle salsicce di tacchino. Quando la confezione è stata eliminata, cuocere il wiener in una piastra a fuoco medio-alto per circa 5 minuti o fino a quando non sarà leggermente rosolato, separandolo con un cucchiaio fino a quando non si trasforma in pezzetti ridotti di peluria.

3. Quindi, mescolare le uova, gli albumi, gli spinaci, la cipolla in polvere, la salsa piccante, il sale e il pepe in una ciotola di medie dimensioni fino a quando non sono uniti.

4. Ungere una teglia per biscotti o utilizzare dodici tazze riscaldanti in silicone (ALTAMENTE consigliato). Gap la miscela di uova tra dodici tazze di biscotti.

5. Quindi, allo stesso modo, dividi l'hot dog di tacchino nella combinazione di uova nelle dodici tazze. Potresti spremerlo leggermente verso il basso in modo che alcuni wurstel avanzino verso la parte inferiore della combinazione di uova in ciascuna tazza.

6. Posizionare nella griglia e preparare per 30-35 minuti o fino a quando l'uovo è cotto e non, a questo punto che cola.

14 Insalata di salmone Cobb (senza pomodori secchi al bacon)

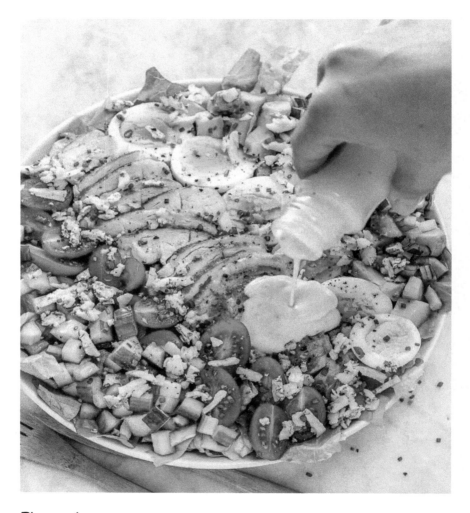

Fissaggi:

- Salmone

- 4 (da 3 a 4 once ciascuno) filetti di salmone

- Olio di oliva originale STAR

- 1 spicchio d'aglio, tritato

- Sale e pepe macinato nuovo, quanto basta

- Porzione di verdure miste

- 4 tazze di spinaci per neonati

- 4 tazze di lattuga romana strappata

- 2 enormi uova sode, tagliate a pezzi

- 4 tagli di pancetta di tacchino, cotta alla freschezza ideale e sminuzzata

- 2 tazze di pomodorini, divisi

- 1/2 tazza di cheddar di feta grassa sans disintegrato

- 1 avocado, tagliato a pezzi

- 1 limone, tagliato a fette

Vestirsi

- 1/4 di tazza di olio extravergine di oliva STAR

- 2 cucchiai. Aceto di vino rosso STAR

- 1 cucchiaio. succo di limone, oa piacere

- 1 cucchiaino. salsa Worcestershire

- 1 cucchiaino. senape di Digione

- 1 spicchio d'aglio, tritato

- Sale e pepe macinato nuovo, quanto basta

LINEE GUIDA

1. Preriscaldare la griglia a 425F e rivestire un contenitore di cottura o una piastra riscaldante con un foglio. Cospargere un po 'd'olio sul punto più alto di ogni salmone, a malapena per coprire il salmone.

2. Cospargere il salmone, sale e pepe e mettere in risalto l'aglio tritato. Spot salmone nello scompartimento ideato in ritardo, con la pelle rivolta verso il basso; passare al forno. Cuocere fino a 1518 minuti o fino a quando il salmone non cade correttamente con una forchetta.

3. Eliminalo dalla griglia e mettilo in un posto sicuro. Nel frattempo, prepara la porzione di verdure miste. Mastermind child spinaci e lattuga in un'enorme porzione di ciotola di verdure miste. Completare con salmone sistemato, uova, pancetta sbriciolata, pomodori, feta e avocado. Metti in un posto sicuro.

4. In una piccola ciotola per frullare o in un contenitore con una parte superiore, unire olio extravergine di oliva, aceto di vino rosso, succo di limone, salsa Worcestershire, senape, aglio tritato, sale e pepe; velocità fino al completo

consolidamento. Nel caso di utilizzo di un contenitore, chiuderlo con un coperchio e agitare il contenitore fino a quando tutto intorno non si è consolidato.

5. Versare il condimento sul piatto di verdure miste, impreziosire con i tagli di limone e servire.

6. Verdure di cavolo marinate con gamberi bruciati.

7. Questo piatto è veloce, bello, nutriente e saporito, è l'ideale per l'estate.

15 Verdure di cavolo marinate con gamberetti scottati

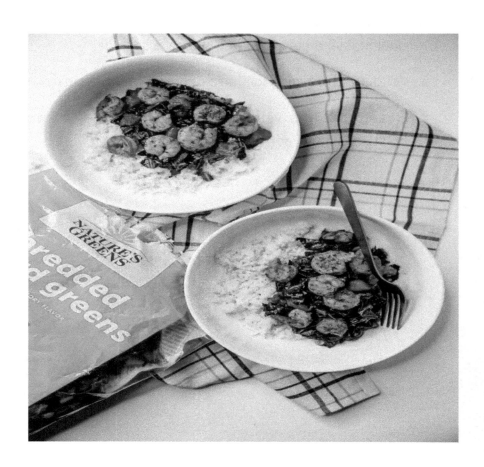

FISSAGGI

- Gamberetti enormi da 1 libbra spogliati e puliti
- 1 cucchiaio di olio d'oliva
- 1 cucchiaio di succo di limone
- Due spicchi d'aglio tritati finemente
- $\frac{1}{2}$ cucchiaino di paprika
- $\frac{1}{4}$ di cucchiaino di sale
- $\frac{1}{4}$ di cucchiaino di pepe nero
- 1 tazza di pesto di cavolo cappuccio (vedi formula sotto)
- 1 confezione di pomodori sulla pianta
- 8 once di fettuccine o altra pasta lunga cotta e svuotata (salva una porzione dell'acqua della pasta)
- US consuetudine - metrica

Indicazioni

1. Marinare i gamberi in una ciotola con l'olio d'oliva, il succo di limone, l'aglio, la paprika, il sale e il pepe.

57

2. Riscaldare un barbecue o una pirofila a fiamma medio-alta e spruzzare con una doccia di cottura. Barbecue i gamberi 2-3 minuti su ogni lato fino a quando diventano torbidi. Elimina dal fuoco. Aggiungere i pomodori alla griglia e cuocere un paio di istanti, girandoli di rado, fino a quando non saranno bruciati e ammorbiditi delicatamente.

3. Lancia le fettuccine cotte con circa 1 tazza di pesto di cavolo cappuccio. Mescolare una porzione dell'acqua per la pasta risparmiata fino a quando il sugo copre la pasta. Conserva il pesto in eccesso per un altro utilizzo. Orchestrare sopra la pasta i gamberi e i pomodori alla griglia e servire

16.Insalata di uova e lattuga avvolge il pretzel.

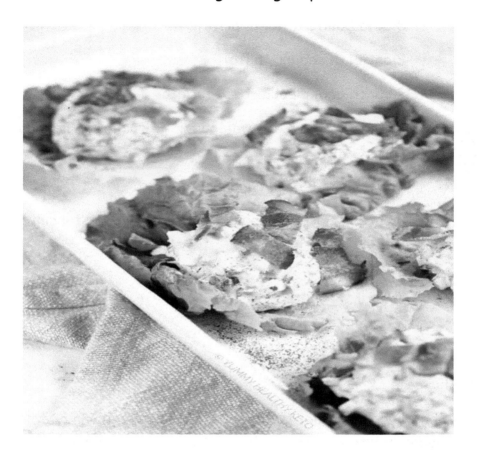

Fissaggi

- ¼ di tazza di yogurt greco senza grassi

- 1 cucchiaio di maionese

- ½ cucchiaino di senape di Digione

- 1 pizzico di sale

- 1 spremere pepe macinato a piacere

- 3 uova bollite a testa, private di

- 2 gambi di sedano, tritati

- 2 cucchiai di cipolla rossa tritata

- 2 foglie 2 o 3 enormi pezzi di foglie di lattuga
  ghiacciata

- 1 cucchiaio di basilico nuovo tagliato

- 2 carote ciascuna, spogliate e tagliate a bastoncini

Indicazioni

Fase 1

Sbatti yogurt, maionese, senape, sale e pepe in una ciotola
media. Getta un tuorlo d'uovo. Hack le uova rimanenti e
spostale nella ciotola. Aggiungere il sedano e la cipolla e
mescolare per consolidare. Tagliare le foglie di lattuga al
centro e sovrapporle due volte per creare 2 involtini di
lattuga. Separare il piatto di uova di verdure miste tra gli
involtini e guarnire con basilico. Presenta con bastoncini
di carota come ripensamento.

17) La porzione di pollo di verdure miste su verdure di grano diminuisce (niente yogurt greco mayo)

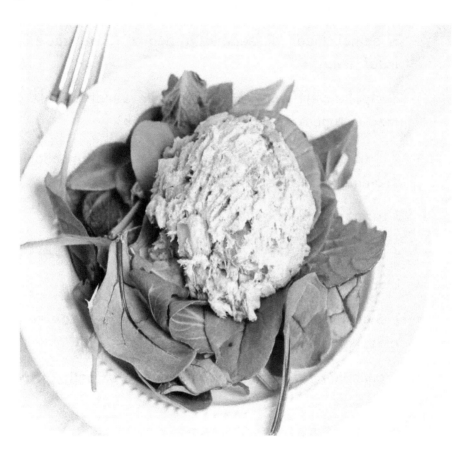

Fissaggi

- 3 tazze di petti di pollo senza pelle e disossati cotti (circa 1 ¼ libbra o 3 petti piccoli / medi), a dadini di ½ pollice

- 2 tazze di uva rossa senza semi divise

- 3 gambi medi di sedano a dadini (1 tazza e ½ insufficiente)

- 2 cipolle verdi enormi o 3 cipolle verdi piccole / medie, tagliate poco (circa ¼ di tazza)

- ½ tazza di mandorle tagliate o mandorle frammentate, tostate

- 1 tazza di yogurt greco senza grassi

- 2 cucchiai di latte scremato

- 2 cucchiaini di nettare

- 1 cucchiaino di sale legittimo oltre a quello extra a piacere

- ½ cucchiaino di pepe nero in aggiunta a quello extra a piacere

- 2 cucchiai di aneto nuovo tritato

- Consigli di servizio: croissant di pane integrale, foglie di lattuga, sale

Indicazioni

1. Metti il pollo a cubetti, l'uva, il sedano, le cipolle verdi e le mandorle in una ciotola enorme.
   In un'altra ciotola, sbatti insieme lo yogurt greco, il latte, il nettare, il sale e il pepe. Versare sopra il frullato di pollo e coprirlo. Assaggia e aggiungi sale e pepe a piacere. Se il tempo lo consente, conservare in frigorifero per 2 ore o durante la notte.

2. Al punto in cui si prepara per servire, spolverare con nuovo aneto. Farcisci come ripieno per panini, su un piatto di verdure miste, come tuffo con le saline, o semplicemente apprezzalo direttamente fuori dalla ciotola.

18 Ciotola di riso al pollo Bar-b-que

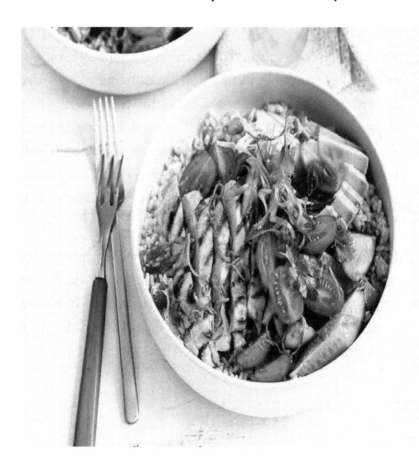

Fissaggi

- 80 ml di salsa di soia

- 80 ml di succo di limone nuovo

- 1 cucchiaio di zucchero color terroso chiaro

- 4 cm di zenzero, sminuzzato, macinato finemente (circa 2 cucchiaini)

- 1 cucchiaino di olio di sesamo

- 4 Filetti di coscia di pollo approvati dalla RSPCA australiana (circa 550 g), gestiti

- 1 cucchiaio di olio vegetale

- 3 tazze di riso colorato terroso a grana media appena cotto

- 2 avocado piccoli, privati, tagliati in pezzi, snocciolati, tagliati magri

- 2 cetrioli libanesi, tritati

- 200 g di pomodori Perino, tagliati a metà

- 2 cipollotti, tagliati delicatamente

- 1/2 tazza di nuove foglie di coriandolo

indicazioni

Fase 1

In una piccola ciotola, sbatti la salsa di soia, il succo di limone, lo zucchero, lo zenzero e l'olio di sesamo fino a quando lo zucchero non si sarà decomposto. In una confezione di plastica sigillabile, consolidare il pollo, l'olio vegetale e 1 cucchiaio di salsa di soia. Gira il pollo in una confezione per coprirlo. Lasciare marinare in frigorifero per 15 minuti e fino a 1 giorno. Metti in frigorifero il condimento di soia rimanente.

Fase 2

Prepara una griglia per un calore medio-alto. Elimina il pollo dalla marinata. Griglia il pollo per 5-6 minuti per lato o fino a cottura completa. Mettere da parte a riposare per 5 min. Taglia il pollo.

Fase 3

Riso di separazione tra 4 piatti. Completare con pollo, avocado, cetriolo e pomodoro. Versare il restante condimento di soia sul pollo e le verdure. Cospargere con cipolline e foglie di coriandolo.

19 Insalata di pollo cinese

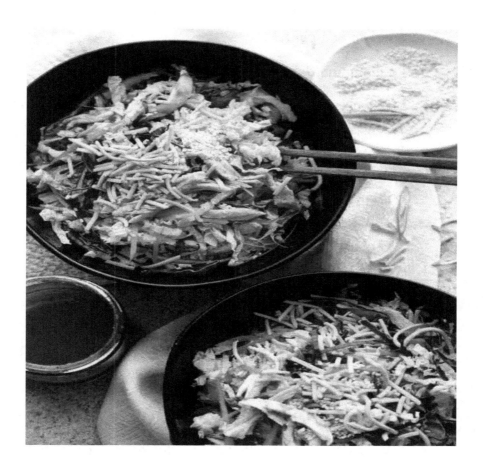

Fissaggi

VESTITO ASIATICO

- 2 cucchiai di salsa di soia leggera (Nota 1)

- 3 cucchiai di aceto di riso (altrimenti noto come aceto di vino di riso o aceto di succo)

- cucchiaio di olio di sesamo (tostato)

- 2 cucchiai di olio di vinaccioli (o canola o altro olio condito non partitico)

- 1 cucchiaino di zucchero

- 1/2 cucchiaino di zenzero nuovo, macinato o tagliato finemente

- 1 spicchio d'aglio, tritato

- 1/2 cucchiaino di pepe nero

- Piatto di verdure miste

- 4 tazze di cavolo cinese (Nappa Cabbage), finemente demolito (Nota 2)

- 1/2 tazza di cavolo rosso, finemente cancellato

- 1 tazza di carote, finemente julienne (guarda il video)

- 2 tazze di pollo, annientato

- 1/2 tazza di scalogno / scalogno, affettare finemente sull'inclinazione

- Abbellimenti

- / 2 o 1 tazza di noodles croccanti (io uso Chang's) (Nota 3)

- 1-2 cucchiaini di semi di sesamo

Indicazioni

1. Consolidare la preparazione del condimento in un contenitore e agitare. Metti in un luogo sicuro per 10 minuti circa affinché i sapori si fondano.

2. Metti insieme il piatto di verdure miste in un'enorme ciotola accanto a una grande porzione di noodles croccanti. Cospargere il condimento, a quel punto gettare. (Nota 4)

3. Separazione tra le ciotole. Completare con noodles più croccanti e una discreta spolverata di semi di sesamo. Servite subito!

20.Tocchi di salmone cotti i cavoletti di Bruxelles

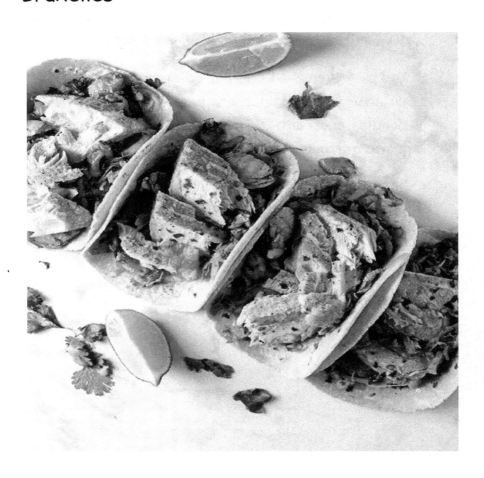

Fissaggi

- 14 ciascuno spicchi d'aglio enormi, divisi
- ¼ di tazza di olio extravergine di oliva

- 2 cucchiai di origano nuovo tritato finemente, diviso in due parti

- 1 cucchiaino di sale, separato

- $\frac{3}{4}$ cucchiaino di pepe appena macinato, separato

- 6 tazze Bruxelles cresce, gestita e tagliata

- $\frac{3}{4}$ bicchiere di vino bianco, idealmente Chardonnay

- 2 libbre di filetto di salmone selvatico, pulito e tagliato in 6 spicchi

- 1 spicchi di limone

Indicazioni

Fase 1

Preriscaldare il fornello a 450 gradi F.

Fase 2

Tritate 2 spicchi d'aglio e consolidateli in una ciotolina con olio, 1 cucchiaio di origano, 1/2 cucchiaino di sale con 1/4 cucchiaino di pepe. Dividere l'aglio avanzato e buttarlo con gli uccellini di Bruxelles e 3 cucchiai dell'olio preparato in una grande pirofila. Grigliare, frullando una volta, per 15 minuti.

Fase 3

Aggiungere il vino alla combinazione di olio rimanente. Eliminare la padella dalla griglia, mescolare le verdure e macchiare il salmone. Doccia con la miscela di vino. Cospargere con 1 cucchiaio di origano avanzato e 1/2 cucchiaino di sale e pepe. Preparare fino a quando il salmone è semplicemente cotto, da 5 a 10 minuti in più. Presente con spicchi di limone.

21 Insalata di ceci messicana

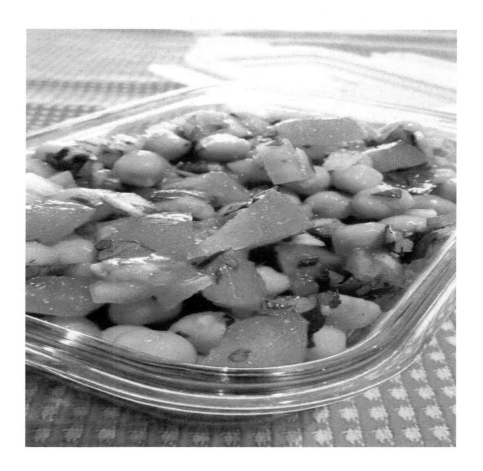

INGREDIENTI

- 2 cucchiai di olio vegetale o d'oliva
- 1 cucchiaio di lime o succo di limone
- 1 cucchiaino di cumino
- 1/4 cucchiaino di peperoncino in polvere
- 1/4 cucchiaino di sale
- 19 once possono ceci, lavati e svuotati
- 1 pomodoro enorme, tagliato a dadini
- 3 cipolle verdi intere, tagliate O 1/3 di tazza di cipolla rossa a dadini
- 1/4 di tazza di coriandolo finemente tritato (nuovo coriandolo)
- 1 avocado, a dadini (facoltativo)

Indicazioni

1. In una ciotola, sbatti l'olio, il succo di limone, il cumino, lo stufato di fagioli in polvere e il sale.

2. Aggiungi i ceci, i pomodori, le cipolle, il coriandolo e getta finché non sono uniti.

3. Se usi l'avocado, aggiungilo appena prima di servire. sarà refrigerato per un massimo di 2 giorni.

22. Spezzatino di moracin di pollo affumicato

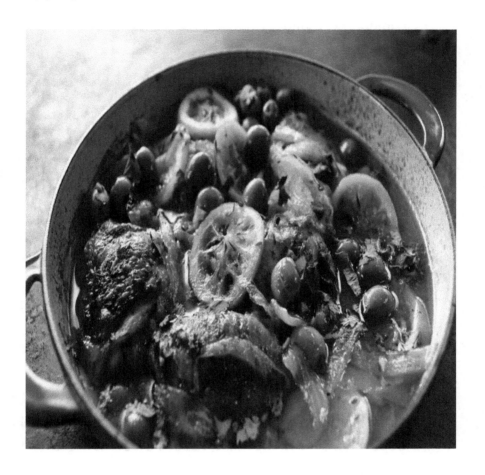

ingredienti

- 1 libbra di pollo affumicato sminuzzato

- 1/2 cipolla bianca (affettata)

- 1/2 peperone verde (a fette)

- 5 spicchi d'aglio (tagliati)

- 1 sacco di verdure frullate surgelate (nel caso non ne aveste nuove)

- 1 jalapeno (tagliato)

- 1 cucchiaio di cumino

- 1 cucchiaino di fumo fluido

- 1/2 brodo di pollo knorr a forma 3D

- 1/4 cucchiaino di pepe di Caienna

- 1/2 cucchiaino di stufato in polvere opaco

- 3 tazze e 1/4 di acqua calda (discreta)

- 2 cucchiaini di amido di mais

- 2 cucchiai di olio di cocco

Indicazioni

1. Aggiungere l'olio nella padella (io ho usato la ghisa, come al solito, lol) e riscaldare. Aggiungere il peperoncino e le cipolle e rosolare per soli quattro minuti.

2. Aggiungere l'aglio con il jalapeño e rosolare per altri 2 minuti.

3. Aggiungi le verdure frullate.

4. Aggiungi le 3 tazze di acqua e ognuno dei tuoi aromi.

5. Portare a bollire, a quel punto abbassare il calore per stufare e cuocere fino a quando il liquido si sarà ridotto notevolmente.

6. Mescola l'amido di mais con 1/4 di tazza d'acqua e mescola nella padella. Lasciar cuocere ancora un paio di minuti o finché il brodo non si sarà addensato.

7. Aggiungere il pollo alla fine e mescolare. Ho servito il mio con patate alle castagne!

23. Ciotola di quinoa di pollo al barbecue

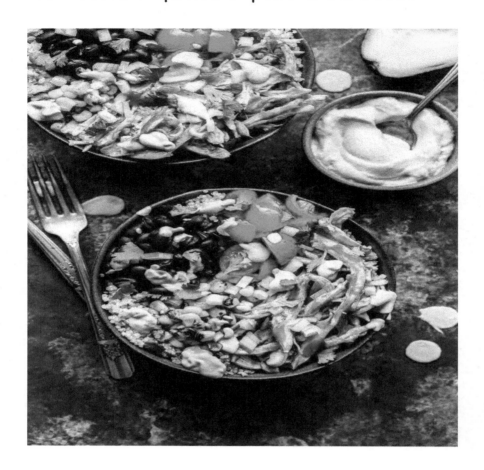

Fissaggi

Per il pollo:

- 1 petto di pollo disossato e senza pelle da 6 once

- 1/4 tazza + 2 cucchiai di olio d'oliva

- 1 limone spremuto e grattugiato

- 2 spicchi d'aglio strizzati o tritati

- 2 cucchiaini di origano essiccato

- 1/2 cucchiaino di sale legittimo

- 1/4 cucchiaino di pepe nero appena macinato

- 1 tazza di broccoli e feta arrostiti facili

- 1/2 tazza di pomodori arrosto facili per la

quinoa:

- 1 tazza di quinoa essiccata

- 1 cucchiaino di sale legittimo

- Feta cheddar disintegrato

Indicazioni

1. Taglia il petto di pollo in pezzi da 1 pollice e aggiungilo a una confezione da un gallone. Spremere e zingare, l'aglio, l'origano e il sale e il pepe, a quel punto unire nel sacco, sigillare e marinare comunque per 30 minuti fino ad accelerare.

2. Scaldare gli avanzi di 2 cucchiai di olio d'oliva in una padella antiaderente a fuoco medio-alto. Aggiungere il pollo nella padella e cuocere fino a

quando non è caramellato su tutti i lati e cotto per circa 10-12 minuti.

3. Riduci il calore a medio e aggiungi anche i broccoli ei pomodori nella padella con altro olio d'oliva se necessario, e riscalda bene.

4. Nel frattempo, cuoci la quinoa. Sciacqualo prima in un setaccio a rete fine sotto l'acqua del virus. Scaldate una pentola d'acqua fino all'ebollizione a fuoco vivace, a quel punto aggiungete 1 cucchiaino di sale legittimo e la quinoa. Mescolalo come la pasta finché non è ancora un po 'sodo, frullando per inciso, circa 8-10 minuti. Canalare, schiarire con una forchetta e rimettere la quinoa nella pentola, coprire con un canovaccio, a quel punto una sommità e lasciare riposare per 5-10 minuti.

5. Per raccogliere i piatti, suddividere la quinoa tra i piatti e guarnire ciascuno con metà della combinazione di pollo e verdure. Condire con più sale legittimo e pepe nero appena macinato a piacere e spolverare con più olio d'oliva se lo si desidera. Cospargere con la feta che il cheddar si disintegra e servire.

24 Insalata di pollo Cobb

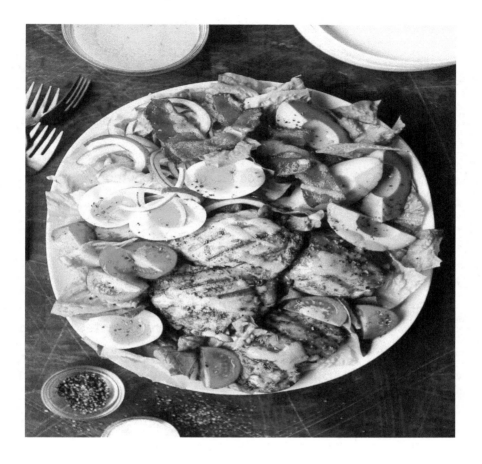

ingredienti

- 4 uova grandi, temperatura ambiente

- 4 once. pancetta (circa 4 fette)

- 2 cucchiai. aceto di sherry o aceto di vino rosso

- 1 cucchiaio. senape di Digione

- 1 cucchiaino. zucchero

- $\frac{1}{4}$ di tazza di olio extravergine di oliva

- Sale kosher, pepe macinato fresco

- 8 tazze frisée grossolanamente strappate

- $\frac{1}{2}$ pollo arrosto, carne estratta dalle ossa e distrutta (circa 2 tazze)

- 2grande bistecca di manzo e pomodori cimelio, tagliati a spicchi

- 1 avocado maturo, istruzioni tagliate in quarti

Fase 1

Riscaldare 8 tazze d'acqua fino al punto di ebollizione in una pentola enorme. Immergere delicatamente le uova nell'acqua e far bollire per 7 minuti per i tuorli di media solidificazione. Sposta rapidamente le uova in una ciotola media di acqua ghiacciata e lascia raffreddare finché non si raffreddano, circa 5 minuti. Striscia le uova sotto l'acqua corrente; mettere in un posto sicuro.

Fase 2

Metti la pancetta in una padella media asciutta e mettila a fuoco medio-basso. Cuocere, girando di tanto in tanto, fino a quando diventa terroso e fresco, 8-10 minuti. Passa a tovaglioli di carta e lascia che il canale.

Fase 3

Aggiungi aceto, senape, zucchero e 1 cucchiaio. Acqua al grasso consegnato in padella e velocità fino a che liscio ed emulsionato. Passo dopo passo colare l'olio, correndo incessantemente fino a formare una spessa medicazione; Condire con sale e pepe.

Fase 4

Organizzare la frisée su un enorme piatto da portata e condire con sale e pepe. Cospargere su una porzione di condimento caldo. Taglia le uova al centro e crea la mente su pollo frisée e distrutto, spicchi di pomodoro, avocado e pancetta (pancetta separata ogni volta che lo desideri) - Condisci la porzione di verdure miste con una doccia di sale e pepe rimanendo condimento.

25 Piatto di cous cous di gamberi al lime con verdure miste

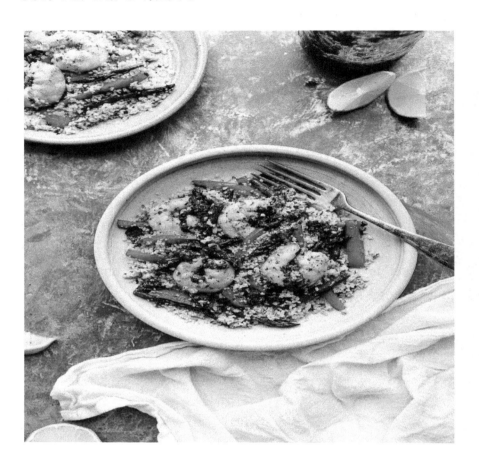

Fissaggi

Gamberetto

- 1 cucchiaino di zing di lime macinato

- 1/4 tazza di succo di lime nuovo

- 3 cucchiai di olio extravergine di oliva

- 2 cucchiai di salsa di soia a basso contenuto di sodio

- 1 peperoncino jalapeno, coltivato e tritato

- 2 cucchiai di foglie di coriandolo sminuzzate

- 1 cucchiaio di aglio tritato

- 1 cucchiaio di zucchero

- 1 cucchiaino di stufato di fagioli in polvere

- 1/4 cucchiaino di pepe di Caienna

- 1/2 libbra di gamberetti medi con il guscio

- couscous

- 2 tazze di couscous israeliano

- 1 mango

- 1 zucchina media

- Olio vegetale, per spazzolare

- 2 1/2 tazze di brodo di pollo idealmente lavorato a mano o a basso contenuto di sodio acquistato localmente

- Da 1/2 a 1 cucchiaino di sale, a piacere

- 1 cucchiaio di margarina non salata

- 2 cucchiai di foglie di prezzemolo tagliate a filo

guida

1. Marinare i gamberi: in una ciotola media, mescolare la zing di lime, il succo, l'olio d'oliva, la soia, il jalapeño, il coriandolo, l'aglio, lo zucchero, lo stufato di fagioli in polvere e il pepe di Caienna. Spelate i gamberi, lasciandoli sulle code, e svuotateli.

2. Sciacquare e poi asciugare completamente con carta assorbente. Mettere i gamberi in un enorme sacchetto con cerniera, versarvi sopra la marinata, chiudere la confezione, espellere l'aria e strofinare la marinata sui gamberetti. Mettete in frigo per 20 minuti.

3. Preriscalda il barbecue a una temperatura medio-alta.

4. Prepara il cuscus: in una padella media e asciutta a fuoco medio-basso, tosta il cuscus, mescolando abitualmente, fino a ottenere un colore terroso brillante, da 8 a 10 minuti. Metti in un posto sicuro.

5. Spelare il mango, posizionarlo sulla sua estremità con un leggero bordo di fronte a te e far scorrere la lama vicino al centro del seme per tagliare 2 tagli da ognuno dei diversi lati, facendo 4 tagli ogni 1/2 pollice di spessore. (Mangia il mango avanzato per un bocconcino.) Taglia le zucchine a metà in pezzi da 1/3 a 1/2 pollice.

6. Spennellare il mango con i pezzi di zucchine con olio vegetale sui due lati e cuocere alla griglia fino a bruciarlo e renderlo delicato, da 6 a 8 minuti. Lasciate raffreddare e poi tagliate a pezzi da 1/2 pollice.

7. In una padella media, scaldare il brodo di pollo fino all'ebollizione. Aggiungere il cuscus tostato, mescolare, coprire, diminuire il calore e stufare per soli 7 minuti. mettere il mango, le zucchine, 1/2 cucchiaino di sale, la margarina e il prezzemolo; cuocere per 1 momento - gusto per la preparazione con cottura. Tenere caldo.

8. Aggiungere i gamberi su un tagliere e sistemarli insieme in gruppi di 6. Utilizzando 2 bastoncini per ogni raccolta (questo li protegge dalla caduta nel barbecue e li rende più semplici da girare), attaccare i gamberetti. Barbecue i gamberi fino a cottura ultimata, 2 minuti per ogni lato, e servi sopra il couscous.

26 Tonno insalata cetriolo pita chips di frutta

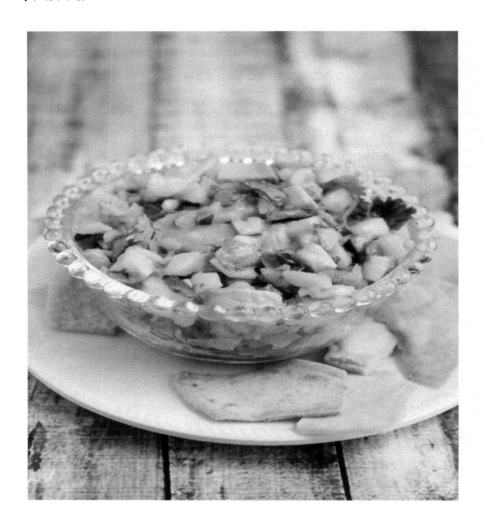

Fissaggi:

- 1 tasca (circa 7 once) di tonno

- 1/4 di tazza di maionese grassa ridotta o porzione di condimento di verdure miste

- 1/4 tazza di yogurt bianco senza grassi

- 1/2 tazza di cetriolo tritato

- 2 cucchiai di cipolla rossa tagliata

- 2 cucchiai di erba tagliata nuova o 1 cucchiaino di aneto essiccato

- 1 cucchiaino di miscela aromatica senza sale

- 2 pita integrali (tascabili) (8 pollici)

- 1 tazza di lattuga distrutta

- 1 pomodoro piccolo, tagliato (1/2 tazza)

Passaggi:

1. Evita che lo schermo si spenga durante la cottura.

2. In una ciotola media, frullare il pesce, la maionese a ridotto contenuto di grassi, lo yogurt, il cetriolo, la cipolla, l'erba di aneto e preparare la miscela.

3. Tagliare il pane pita al centro per formare le tasche. Versare 1/4 della miscela in ogni metà del pane pita.

Aggiungere la lattuga e il pomodoro.

4. Girandole di tacchino uva carote hummus

5. Strati di tacchino, provola e spinaci baby su una morbida tortilla ricoperta di hummus ... Queste girandole di hummus di tacchino sono una deliziosa idea per il pranzo o uno spuntino!

27 Girandole di tacchino, uva, carote, hummus

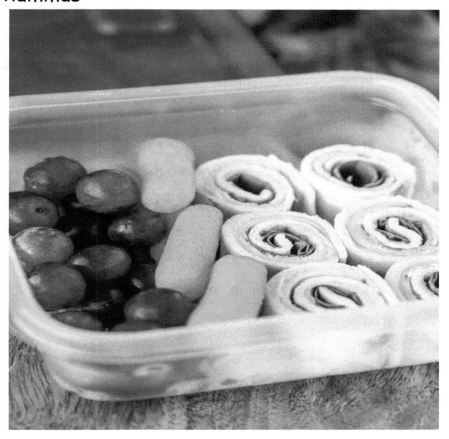

Ingredienti:

1. Impacco morbido di tortilla

2. Cucchiaio di hummus

3. Fette Fette Di Provolone Sargento Ultra Sottili

4. Pezzi di carne di tacchino per il pranzo

5. Una manciata di spinaci baby

Istruzioni:

1. Disporre uno strato sottile di hummus su un lato della morbida tortilla.

2. Adagiare le fette di provolone Sargento ultrasottili e il tacchino sopra l'hummus. Distribuire gli spinaci baby su un lato del tacchino e del formaggio.

3. Inizia ad avvolgere piegando il bordo della tortilla sugli spinaci e continuando a arrotolare la tortilla il più strettamente possibile.

4. Affetta la pellicola in rotoli da 1 pollice e servi.

28 Polpette di tonno verdure arrosto

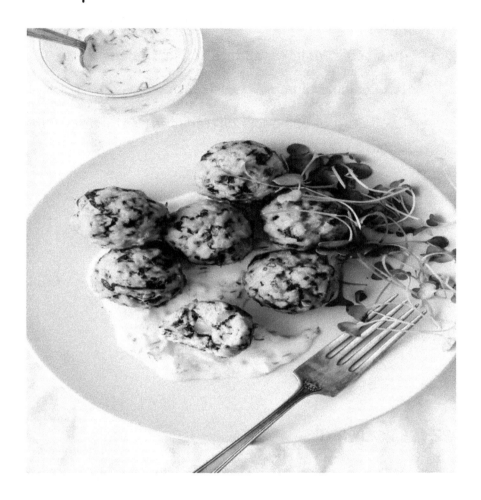

Fissaggi

PER LA SALSA DI POMODORO

- olio d'oliva

- 1 cipolla piccola, spellata e tagliata finemente

- 4 spicchi d'aglio, spellati e tagliati finemente

- 1 cucchiaino di origano essiccato

- 2 x 400 g di pomodori datterini in scatola di ottima qualità

- sale marino

- pepe nero appena macinato

- aceto di vino rosso

- 1 mazzetto di prezzemolo nuovo livello, foglie raccolte e generalmente tagliate

PER LE POLPETTE

- 400 g di pesce, di provenienza sopportabile, chiedi al tuo pescivendolo

- olio d'oliva

- 55 g di pinoli

- 1 cucchiaino raso di cannella in polvere

- sale marino

- pepe nero appena macinato

- 1 cucchiaino di origano essiccato

- 1 mazzetto di prezzemolo nuovo livello, tagliato a pezzetti

- 100 g di pangrattato piatto

- 25 g di parmigiano, appena macinato

- 2 uova non recintate

- 1 limone

Guida:

1. Mi rendo conto che tutti sono appassionati di polpette, quindi ho pensato di darti una formula per queste perché sono qualcosa di un po 'unico. Li ho visti fatti in Sicilia in modo simile, utilizzando una combinazione di pesce spada e pesce, non pesce sbattuto o in scatola, tuttavia. Questi devono essere preparati con pesce nuovo e sono costantemente preparati in modo discreto con spezie siciliane - questa formula è allo stesso modo nella stessa classe degli adattamenti di carne!

2. Per cominciare, prepara la tua salsa. Individua un contenitore enorme sul calore, aggiungi una discreta quantità di olio d'oliva, la cipolla e l'aglio e friggi gradualmente per circa 10 minuti fino a renderlo delicato. Aggiungete l'origano, i pomodori, il sale e il pepe e portate alla bolla. Stufare per 15 minuti o giù di lì, a quel punto frullare fino a che liscio. Sapore: può richiedere una minuscola bevanda di aceto di vino rosso o qualche aroma aggiuntivo.

3. Mentre i pomodori stanno cuocendo, taglia il pesce in dadi da 2,5 cm. Versare un paio di cucchiai decenti di olio d'oliva in un'enorme piastra e individuare il calore. Aggiungere il pesce alla padella con i pinoli e la cannella. Condite dolcemente con sale e pepe e fate soffriggere un attimo per cuocere il pesce su tutti i lati e tostare i pinoli. Eliminate dal calore e mettete il composto in una terrina. Lasciar raffreddare per 5 minuti, a quel punto aggiungere nella ciotola l'origano, il prezzemolo, il pangrattato, il parmigiano, le uova, la zing e il succo di limone. Utilizzando le mani, mescola e mescola veramente i sapori al pesce, suddividi la combinazione e schiacciala in polpette un po 'più modeste di una pallina da golf. Nel caso in cui immergi una delle tue mani in acqua durante la formazione, otterrai una superficie liscia e decente sulla polpetta. Nel caso in cui la miscela risulti appiccicosa, aggiungi un altro paio di pangrattato.

Tenete le polpette di dimensioni simili e adagiatele su un piatto oliato, a quel punto mettetele in frigo per un'ora per farle riposare.

4. Mettete sul dorso il piatto su cui avete scottato il pesce con un filo d'olio. Aggiungi le tue polpette nel contenitore e agitale finché non sono di un colore terroso brillante tutte finite. Dovresti distruggerli a grappolo: quando sono pronti, aggiungili alla passata di pomodoro, dividili tra i piatti, cospargili con prezzemolo tritato e bagnali con un ottimo olio d'oliva. Incredibile presentato con spaghetti o linguine.

29. cavolo di platano di pollo yank (cosce disossate)

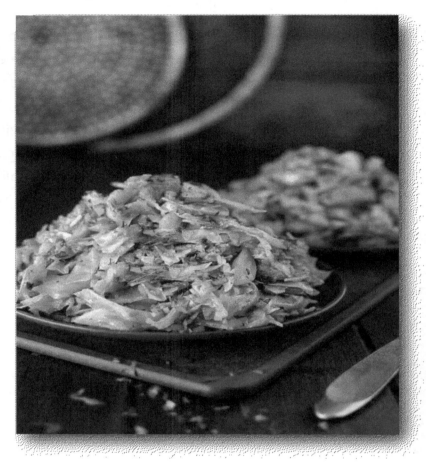

Fissaggi:

- cucchiai Walkerswood Hot and Spicy Jamaican Jerk Seasoning
- 4 cosce di pollo con osso e pelle
- 2 petto di pollo con la pelle e l'osso
- 1 cucchiaino di olio o doccia da cucina

Linee guida:

1. Fai dei tagli nella carne di pollo con la punta di una lama affilata

2. Con una mano guantata, mettere un cucchiaio di marinata nei punti di ingresso e sotto la pelle del pollo

3. Aggiungi altri 2,5 cucchiai di marinata in una confezione con chiusura lampo e aggiungi il pollo

4. Mescolare il pollo nella marinata e far riposare in frigorifero per 8-24 ore

5. Preriscaldare il fornello a 425 gradi Fahrenheit

6. Nel momento in cui la griglia si è riscaldata, ungi delicatamente il tuo piatto bollente e riscaldalo per 50 minuti, girando a metà

7. Lasciate riposare per 10 minuti e servite

30 Polpette di pollo al sesamo, carote, riso color terra

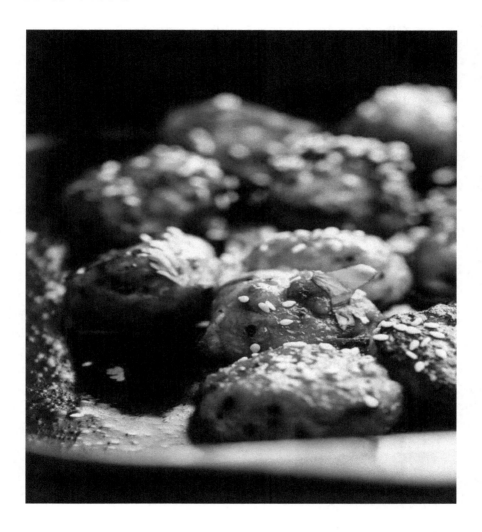

Fissaggi:

- Olio di canola, per spazzolare

- 1 libbra di pollo macinato, idealmente carne debole

- 1/2 tazza di scarti di pane secco normale

- 1/3 di tazza di scalogno tritato, oltre a scalogno tagliato magro per abbellire

- 3 cucchiai di zenzero nuovo tritato e sminuzzato

- 1 uovo enorme

- 2 spicchi d'aglio, tritati

- 2 cucchiaini di olio di sesamo tostato

- 2 cucchiaini di salsa di soia

- 1/4 cucchiaino di sale genuino

- Salsa asiatica del Cile, per servire

Linee guida:

Fase 1

Preriscaldare la griglia a 450 ° e spennellare una teglia da forno bordata con olio di canola. In un'enorme ciotola, mescola il resto degli elementi di fissaggio a parte la salsa al peperoncino. Struttura la miscela in palline da 1/2 pollice e mastermind sul foglio di riscaldamento. Spennellare le polpette con olio di canola e prepararle per circa 13 minuti, finché non saranno saltate e cotte. Spostare le polpette su un piatto da portata e presentare con salsa di peperoncino asiatico.

31. Manzo saltato in padella con gli asparagi di quinoa

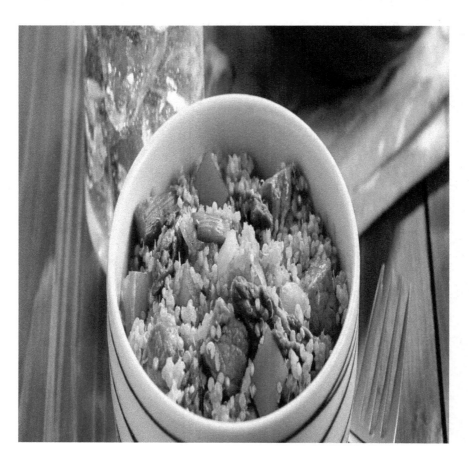

Ingredienti:

- Mediavine

- 12 once di carne macinata di manzo

- 3/4 tazza di quinoa

- 3/4 tazza di acqua

- 3/4 tazza di asparagi

- 3 carote

- 2 cucchiaini di olio di sesamo

- 2 cucchiai di salsa di soia

- 1/3 di tazza di piselli

Linee guida:

1. Consolidare l'acqua e la quinoa in un pentolino. Portare a uno stufato e lasciar cuocere per 15-20 minuti. Si occuperà della carne e delle verdure mentre la quinoa cuoce.

2. Tagliate le carote a pezzi spessi 1/8 di pollice e successivamente tagliate gli asparagi a pezzetti ridotti.

3. Scalda una padella a fuoco medio. Aggiungi 1 cucchiaino di quell'olio di sesamo e 1 cucchiaio di salsa di soia. Aggiungere la carne macinata e mescolare per preparare uniformemente. Usa un cucchiaio di legno per dividere la carne in piccoli pezzi. Cuocere per 4-5 minuti fino a quando praticamente la totalità dell'hamburger si sarà caramellata.

4. Individua le carote sopra l'hamburger. Copri la padella, abbassa il calore al minimo e lascia stufare per 5 minuti. A quel punto spolverare con l'olio di sesamo avanzato e la salsa di soia. Aggiungere i piselli e gli asparagi. Mescolare, aumentare il calore a medio-basso, a quel punto coprire di nuovo la padella e cuocere per altri 5 minuti.

5. Ammorbidisci la quinoa con una forchetta e aggiungila alla combinazione di hamburger e verdure. Mescolare tutto insieme e poi versare nei piatti.

32 Ciotola di taco con patate dolci di tacchino

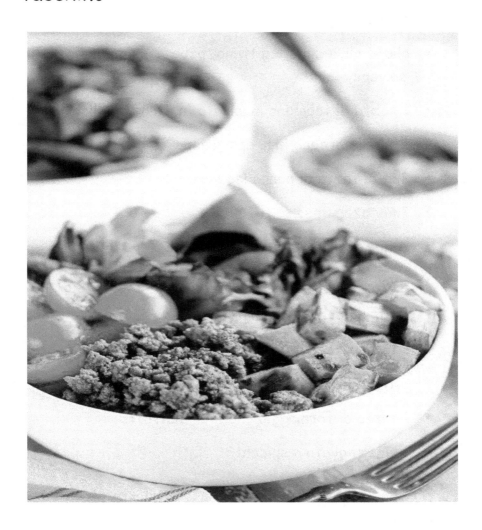

Fissaggi:

- 1 enorme igname
- olio d'oliva, sale legittimo, pepe, cumino, cannella in polvere
- 1 libbra di tacchino macinato (o carne o pollo)
- 1 bundle di taco in preparazione
- 3/4 di tazza di panna leggera
- 3/4 tazza di salsa
- A discrezione: salsa piccante
- 1 vasetto di fagioli scuri impoveriti e lavati
- 1 lattina di mais esaurito
- 1 tazza di coriandolo nuovo tagliato
- 1 avocado
- 1 tazza di formaggio cheddar distrutto
- 1 lime tagliato a spicchi

Indicazioni:

1. Taglia l'igname in blocchi da 1 pollice. Adagiare su una teglia e cospargere con olio d'oliva. Cospargere con sale, pepe, cumino e cannella in polvere. Lancia per coprire in modo equo. Spot in una stufa a 425

gradi per 20-25 minuti, gettando parzialmente attraverso il tempo di cottura.

2. Mentre gli ignami stanno cuocendo, metti il tacchino macinato in una padella a fuoco medio. Quando è color terra, aggiungi il taco per preparare il pacco insieme a 1/4 di tazza di acqua — Cuoci per altri 5 minuti.

3. Mescola la panna acida leggera, la salsa e la salsa piccante (quando vuoi) in una ciotola e mettila in un posto sicuro.

4. Nel momento in cui le patate dolci e la carne di taco di tacchino sono un po 'raffreddate, accumula i tuoi piatti. In ogni ciotola, metti le patate dolci, la carne di taco, il mais, i fagioli scuri, il nuovo coriandolo, l'avocado (tagliato appena prima di servire) e il cheddar. Presentare con spicchi di lime come ripensamento e la crema acre e il condimento per salsa.

5. La cena prepara gli extra negli scomparti con il condimento come ripensamento ogni volta che lo desideri, tranne l'avocado poiché diventerà color terra

33. Broccoli di riso giallo con pollo alle erbe aromatiche

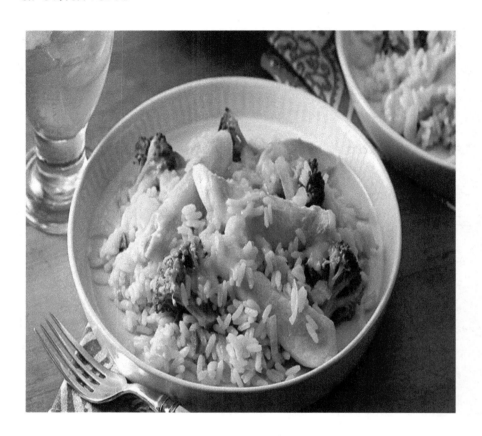

Fissaggi:

- 2 cucchiai di olio, separati
- 1/2 libbra di strisce di pollo, tagliate a strisce Sostituzioni accessibili
- 1 tazza di cipolla tritata
- 1/2 cucchiaino di aglio tritato
- 2 1/2 tazze d'acqua
- 1 pacchetto Zatarain's® Yellow Rice Mix
- 1 mazzo (10 once) di cimette di broccoli congelati, scongelati
- 1 tazza di formaggio cheddar distrutto

Linee guida:

1. Scaldare 1 cucchiaio di olio in un'enorme padella a fuoco medio-alto. Aggiungi il pollo; cuocere e mescolare 5 minuti o fino a quando non sono saltati. Elimina il pollo; mettere in un posto sicuro

2. Scaldare 1 cucchiaio di olio in eccesso nella padella. Aggiungere la cipolla e l'aglio; cuocere e mescolare per 4 minuti o fino a quando non si sarà ammorbidito.

   Aggiungere acqua; portare a bollore, frullando per estrarre i pezzi cotti dalla parte inferiore della padella. Mescolare nel mix di riso; rivisitazione della bolla. Diminuire il calore al minimo; coprire e stufare 20 minuti

3. Spot broccoli e pollo sul riso; copertina. Cuocere per 5 minuti in più o finché i broccoli e il pollo non si saranno riscaldati

4. Cospargere il cheddar sopra; copertina. Elimina dal fuoco. Lasciar riposare 5 minuti o finché il cheddar non si sarà liquefatto.

34 Ciotola per involtini d'uovo

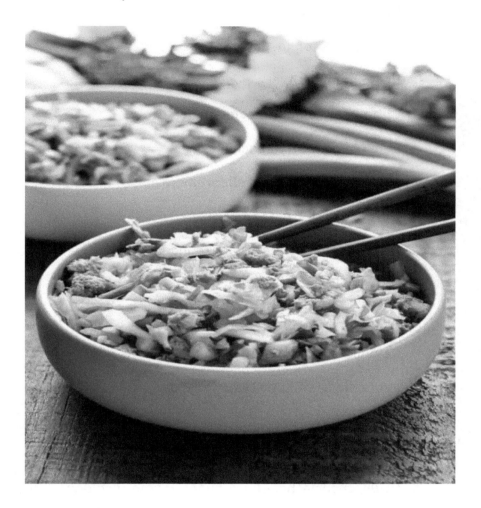

Fissaggi

- 1 cucchiaio. olio vegetale

- 1 spicchio d'aglio, tritato

- 1 cucchiaio. zenzero nuovo tritato

- 1 libbra di carne di maiale macinata

- 1 cucchiaio. olio di sesamo

- 1/2 cipolla, tagliata delicatamente

- 1 c. carota distrutta

- 1/4 di cavolo verde, tagliato magro

- 1/4 c. salsa di soia

- 1 cucchiaio. Sriracha

- 1 cipolla verde, tagliata delicatamente

- 1 cucchiaio. semi di sesamo

Guildine:

1. In un'enorme padella a fuoco medio, scaldare l'olio vegetale. Aggiungere l'aglio e lo zenzero e cuocere fino a renderli fragranti, da 1 a 2 minuti. Aggiungere la carne di maiale e cuocere fino a quando non saranno rimaste le parti rosa.

2. Metti da parte il maiale e aggiungi l'olio di sesamo. Aggiungi cipolla, carota e cavolo. Mescolare per consolidare con la carne e aggiungere la salsa di soia

   e la sriracha. Cuocere fino a quando il cavolo è delicato, da 5 a 8 minuti.

3. Spostare la miscela in un piatto da portata e arricchire con cipolle verdi e semi di sesamo. Servire.

35. Padella di zucchine con salsiccia

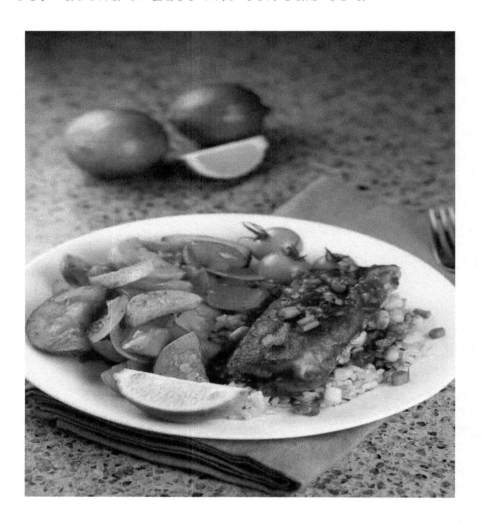

Fissaggi:

- 1 cucchiaio di margarina o olio d'oliva

- 1/2 tazza di cipolla tagliata intorno a 3/4 tazza

- 1 cucchiaino di aglio tritato 1-2 spicchi

- 14 once di wurstel affumicato tagliato a metà lungo il percorso e successivamente in pezzi da 1/4 di pollice

- 2 zucchine medie tagliate a metà nel senso più lungo e successivamente in pezzi da 1/4 di pollice

- 1 zucca gialla tagliata a metà nel senso più lungo e poi in pezzi da 1/4 di pollice

- 2 tazze di uva o pomodorini tagliati da cinquanta a cinquanta nel senso più lungo

- 1 cucchiaino di origano essiccato

- 1/2 cucchiaino di peperoncino a pezzi

- 1/2 cucchiaino di sale ogni volta che lo desideri

Linee guida:

1. Riscalda una padella da 12 pollici a fuoco medio.

2. Liquefare la margarina in padella, a quel punto aggiungere la cipolla tagliata a dadini; mescolare e cuocere fino a quando le cipolle sono delicate.

3. Unire l'aglio e cuocere per 30 secondi prima di aggiungere lo wiener affumicato tagliato.

4. Cuocere fino a quando la salsiccia è caramellata; circa 7 minuti.

5. Mescolare le verdure e gli aromi e cuocere per altri 7 minuti o fino a quando le zucchine sono (delicate, ma allo stesso tempo hanno un tocco di purè).

6. Servire tutto da solo o su un letto di riso al vapore.

36. Ciotola di carciofi spinaci patate di manzo

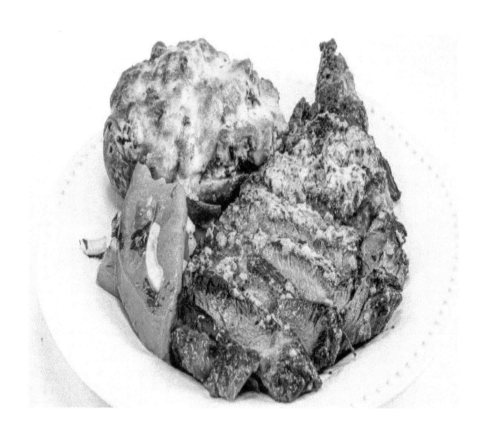

Fissaggi:

- 1 tazza di formaggio cheddar di panna montata, rilassato

- 1/2 tazza di panna acida

- 1 tazza di panna pesante

- 1 barattolo di cuori di carciofi, svuotati e generalmente tagliati

- 2 tazze di spinaci cotti (scongelati quando congelati), ben svuotati e tagliati

- Sale e pepe a piacere

- 3 libbre di patate Yukon gold, spogliate e tagliate in regolazioni da 1/4 di pollice

- 1/2 panetto da spalmare non salato, tagliato delicatamente

- 8 once di formaggio cheddar Monterey jack, distrutto

- 1/2 tazza di formaggio cheddar di parmigiano, finemente macinato

- 1 cucchiaio di crema da spalmare non salata, sciolto

Linee guida:

1. In una ciotola enorme, consolidare la crema cheddar, la crema sostanziosa, la panna acida, i carciofi e gli spinaci fino ad ottenere un composto omogeneo. Salate e pepate a piacere e aggiungete tutta la panna più densa se la miscela è ancora troppo indurita per considerare anche la diffusione

rapida. Portare a temperatura ambiente prima dell'uso se si prepara presto.

2. Preriscalda la stufa a 400 ° F.

3. In un piatto da portata profondo, disporre uno strato di patate in modo che i bordi coprano un po '. Spalmate sulle patate uno strato abbondante della vellutata miscela di spinaci e carciofi (non deve essere ottima), a quel punto spolverate su uno strato sottile di cheddar e guarnite con 3-4 tagli sottili di margarina.

4. Coprire con un altro strato di patate, assicurandosi che i bordi coprano marginalmente e mescolare con la combinazione spinaci-carciofi fino a quando non si esauriscono quasi tutti i fissaggi.

5. Disporre sopra l'ultimo strato di patate, spennellare abbondantemente con la margarina liquefatta e guarnire con il formaggio cheddar al parmigiano prima di passare alla griglia.

6. Scaldare per 30-40 minuti fino a quando le patate sono delicate e la parte superiore è di un colore terroso brillante e fresco. Togliete dal fuoco e lasciate riposare 15 minuti prima di servire.

37.Teriyaki Turkey Rice bowl

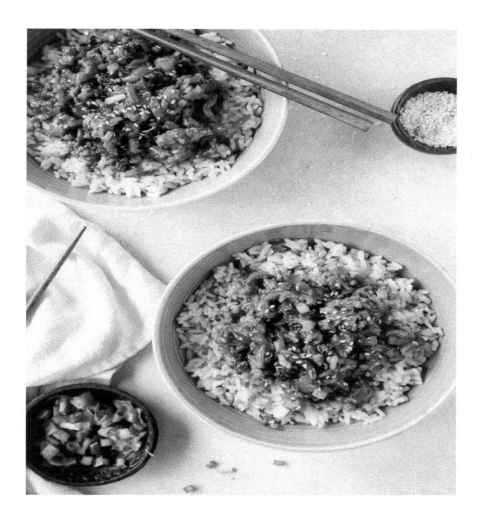

Fissaggi

- 1 tazza e 1/2 di riso al gelsomino
- 3-4 spicchi d'aglio (6 grammi)
- 1 cucchiaio di semi di sesamo
- 1 peperone rosso enorme (circa 340 grammi)
- 4-5 carote medie (circa 227 grammi)
- Confezione da 3 bokchoy per neonati di circa 227 grammi)
- 4 gambi di cipolla verde
- 1/2 tazza di salsa di crostacei vegana
- 4 cucchiai di salsa hoisin
- 1 cucchiaio di amido di mais
- 500 grammi di tacchino macinato
- 5 cucchiai di olio da cucina
- 1/2 sale
- 1/2 cucchiaino di pepe
- 2 tazze e 1/2 oltre a 1 tazza d'acqua
- Mediavine

Linee guida:

1. Lava e asciuga le verdure. Tritate l'aglio e tagliate un po 'le cipolle verdi. Spelare e tagliare le carote in pezzi da 1/4 di pollice di spessore, centrare il peperone e tagliarlo a pezzi da 1/2 pollice. Separare le foglie di bokchoy infantile e tagliare ogni pezzo in 2-3 sezioni variabili.

2. Riscalda una pentola media a fuoco medio. Aggiungi 1/2 cucchiaio di olio da cucina. Aggiungere l'aglio, il riso e metà dei semi di sesamo. A volte mescola i fissaggi, fino a renderli fragranti. Aggiungi con cautela 2 tazze e 1/2 di acqua. A fuoco alto, riscalda la combinazione di riso fino al punto di ebollizione. Lasciare bollire per 2 minuti, abbassare il calore e coprire. Cuocere per 12-14 minuti, finché il liquido non si sarà assimilato e il riso sarà delicato. Elimina dal calore e mettilo in un posto sicuro.

3. Olio caldo in un contenitore enorme. Aggiungi 2 cucchiai di olio da cucina. Aggiungere le carote e i peperoni. A fuoco alto, cuocere la combinazione fino a quando non sarà fresca, circa 5 minuti gettando le verdure accidentalmente, condire con sale e pepe. Aggiungere il bokchoy e cuocere per altri 5 minuti o fino a quando non diventa delicato. Spostare le verdure su un piatto e coprire con un foglio o un tovagliolo di carta per tenerlo caldo.

4. Quindi, sbatti insieme la salsa di crostacei, la salsa hoisin, la maizena e 1 tazza di acqua in una ciotola media fino a quando la miscela è senza urti.

5. Scaldare 1 cucchiaio di olio da cucina in un piatto simile. A fuoco medio, cuoci il tacchino, dividendolo con il tuo utensile. Quando il tacchino è caramellato e non rimane alcuna sfumatura rosa, svuotare delicatamente il composto di salsa di vongole nel contenitore. Riscaldare fino all'ebollizione. Abbassare il calore e continuare la cottura fino a quando la salsa non si sarà un po 'addensata. L'umore uccide il calore.

6. Alleggerisci il riso con una forchetta. Mescolare una parte delle cipolle verdi e condire con uno o due strapazzati di sale. Per raccogliere le ciotole di riso, mettere il riso tra le ciotole, guarnire con la combinazione di tacchino e le verdure. Arricchite i piatti con i semi di sesamo in eccesso e le cipolle verdi.

38.Bar-b-que gamberetti igname asparagi

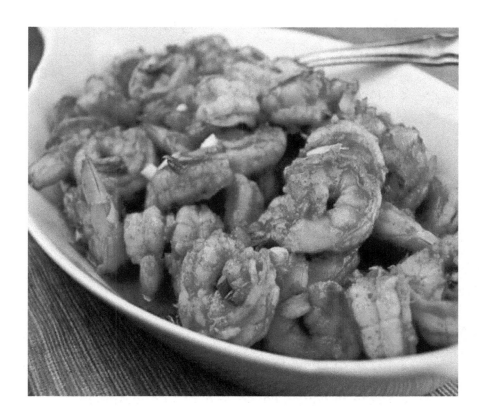

Fissaggi:

PER LE PATATE DOLCI ALLA GRIGLIA

- 2 enormi patate dolci

- 2 cucchiai di olio di avocado o olio d'oliva

- sale marino qb

PER IL GAMBERO:

- 1 libbra di gamberi grezzi spogliati e puliti
- 1 cucchiaio di olio di avocado o olio d'oliva
- 2 cucchiai di tequila discrezionale
- 1 cucchiaino di paprika
- 1 cucchiaino di aglio in polvere
- 1/4 cucchiaino di sale marino a piacere

PER LE CIOTOLE:

- 4 tazze di riso terroso cotto
- 2 avocado spogliati e tagliati
- 2 tazze di pomodorini spaccati
- 2 tazze di cavolo rosso, tagliato delicatamente
- 2 peperoncini fresno tagliati
- 2 lime tagliate a spicchi
- coriandolo discrezionale
- sriracha per servire

Linee guida:

1. Prepara LE PATATE DOLCI:

Individua gli ignami in una pentola e carica d'acqua. Portare a una bolla piena e cuocere da 5 a 8 minuti, finché le patate non si sono ammorbidite ma non sono cotte. Spostare le patate su un tagliere e lasciarle raffreddare sufficientemente per essere trattate. Quando è freddo, tagliarlo in uno spessore di 1/4 di pollice. Ricoprire i tagli di igname con olio e cospargere di sale marino.

2. Imposta THE SHRIMP:

Preriscaldare la griglia a fiamma medio-alta. Aggiungere gli elementi per i gamberi in un sacchetto sigillabile e agitare bene per unirli. Lasciare marinare i gamberetti mentre la griglia si riscalda.

3. Cuocere alla griglia LE PATATE DOLCI E IL GAMBERO

Quando è caldo, posizionare i tagli di igname sul barbecue. Cuocere alla griglia per 5-8 minuti per lato, fino a quando non compaiono impronte profonde di arrosto e gli ignami sono cotti. Spostati su un tagliere. Quando sono freddi, taglia gli ignami a pezzi della dimensione desiderata, spargi i gamberetti sul barbecue caldo e cuoci alla griglia per 2 minuti per ogni lato, o fino a cottura completa.

4. Prepara LE CIOTOLE:

Riso di separazione tra 3 e 4 piatti. Completare con gamberi e patate dolci alla brace, avocado, cavoli, pomodori, peperoncini fresno, spicchi di lime e coriandolo. Cospargere di sriracha ogni volta che lo si desidera.

39 Limone aneto pollo rosmarino patate verdure

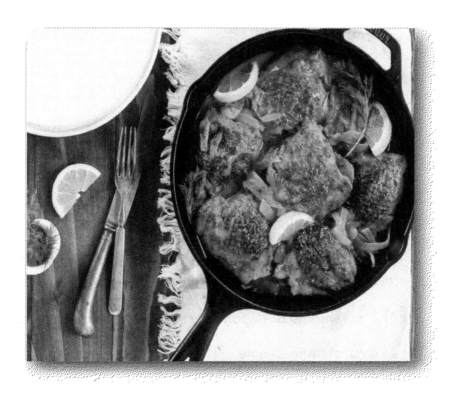

Fissaggi:

- 8-10 pezzi del tuo taglio di pollo n. 1, con la pelle sull'osso

- 1 libbra di patate rosse per neonati

- 1/2 cipolla - tagliate pezzi enormi

- 2 limoni 1 tagliato e 1 spremuto

- 1/3 di tazza di olio d'oliva

- 2 spicchi d'aglio tritati

- 1 cucchiaio di rosmarino nuovo in aggiunta ai rami per la potatura o 2 cucchiaini da tè secchi

- 1/2 cucchiaino di peperone rosso schiacciato a pezzi

- 1/2 cucchiaino di sale

- 1/2 cucchiaino di pepe macinato nuovo

Linee guida:

1. Preriscaldare la griglia a 400 gradi F.

2. Fai la doccia con un bicchiere da 13 pollici. x 9 pollici piatto riscaldante con doccia cucina. Orchestrare i pezzi di pollo (con la pelle rivolta

verso l'alto), le patate, la cipolla tagliata e il limone tagliati uniformemente in padella.

3. In una piccola ciotola, sbatti insieme il succo di limone, l'olio d'oliva, l'aglio, il rosmarino, i pezzetti di peperoncino schiacciato, il sale e il pepe.

4. Versare la combinazione sul pollo, assicurandosi che tutto il pollo sia coperto. Lancia un pezzo se fondamentale.

5. Cospargere abbondantemente con sale e pepe extra.

6. Scaldare per circa 60 minuti o fino a quando il pollo e le patate sono completamente cotti.

40. Riso ai fagioli verdi con pollo al sesamo e nettare

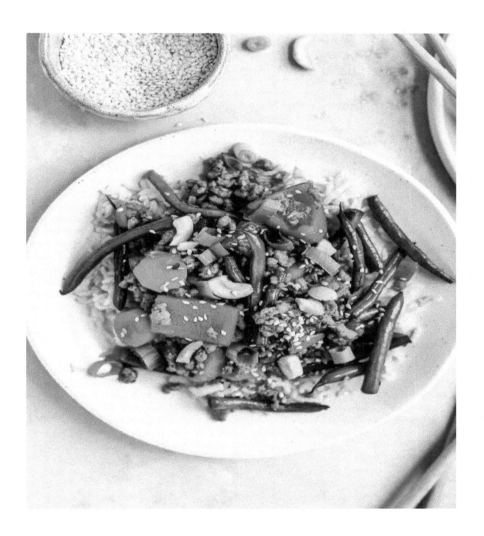

ISTRUZIONI

- $\frac{3}{4}$ lb Offerte di pollo
- $\frac{1}{2}$ tazza di riso al gelsomino
- 6 once di fagiolini
- 2 cucchiaini Gochujang
- 1 cucchiaio di miele
- 1 cucchiaio di olio di sesamo
- 2 cucchiai di glassa di soia
- 1 cucchiaino di semi di sesamo bianco e nero

Guida:

1 Cuoci il riso:

Eliminate il nettare dal frigo per portarlo a temperatura ambiente. In una piccola pentola, unisci 1 tazza di acqua, una grande quantità di sale e gran parte del gochujang che desideri, a seconda di quanto desideri che sia piccante il riso. Velocità per aderire. Aggiungere il riso e il calore fino a quando bolle in alto. Quando bolle, diminuisci il calore al minimo. Coprite e cuocete, senza frullare, per 12-14 minuti, o fino a quando il riso sarà delicato e l'acqua sarà consumata. L'umore uccide il calore e attutisce con una forchetta.

2 Prepara la salsa:

Mentre il riso cuoce, in una ciotola, unisci il nettare (manipolando il fascio prima dell'apertura), il mantello di soia, l'olio di sesamo e 2 cucchiai d'acqua.

3 Condire il pollo e cuocere i fagiolini:

Mentre il riso continua a cuocere, pulire il pollo con carta assorbente - condire con sale e pepe su entrambi i lati. In un piatto enorme (antiaderente, se ne hai uno), scalda una spolverata di olio d'oliva a fuoco medio-alto fino a quando non è caldo. Aggiungere i fagiolini e 1 cucchiaio di acqua (con cautela, poiché il liquido potrebbe schizzare); Condire con sale e pepe. Cuocere, spesso mescolando, da 1 a 2 minuti o fino a quando non si è leggermente rilassato. Sposta i fagiolini da parte della padella.

4 Cuoci il pollo e servi il tuo piatto:

Aggiungi il pollo preparato in uno strato uniforme sul lato opposto della padella. Cuocere, senza mescolare, da 3 a 5 minuti o fino a quando il pollo non è leggermente rosolato. Gira il pollo. Aggiungere la salsa (con cautela, poiché il liquido potrebbe schizzare). Continua a cuocere, mescolando periodicamente, da 3 a 5 minuti o fino a quando il pollo è cotto e i fagiolini sono delicati. Servire il pollo cotto, i fagiolini e la salsa sul riso cotto. Condire con i semi di sesamo. Apprezzare!

41. Spinaci quinoa di pollo al curry di ceci

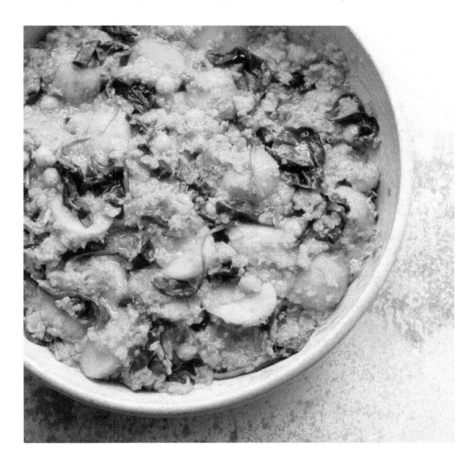

Fissaggi

- 150 g di petto di pollo, tagliato a cubetti
- 1 tazza di spinaci
- 2 spicchi d'aglio
- 1 tazza di ceci in scatola, lavati e svuotati
- 1/2 tazza di quinoa, cotta
- 2 cucchiai di panna acida
- 1 cucchiaio di colla di pomodoro
- 1 cucchiaino di coriandolo
- 1 cucchiaino di cumino
- 1 cucchiaino di peperone rosso schiacciato
- 1/3 di tazza di foglie di basilico
- 2 cucchiai di olio d'oliva
- 1 cipolla piccola

Linee guida

1. Soffriggere la cipolla con olio d'oliva, cumino, coriandolo e peperoncino schiacciato fino a renderla fragrante.

2. Aggiungi il coperchio di pollo con la parte superiore per 3-4 minuti o fino a quando non è quasi cotto.

3. Mescolare i ceci e aggiungere un goccio d'acqua (se necessario, circa 2 cucchiai) e la panna acida e la colla di pomodoro, cuocere per 2 minuti.

4. Mescolare la quinoa e gli spinaci. Infine, unire l'aglio e il basilico e cuocere, mescolando per altri 1-2 minuti fino a quando tutto si è consolidato.

5. Servire caldo!

42. Polpettone di tacchino cavolfiore schiacciare gli asparagi

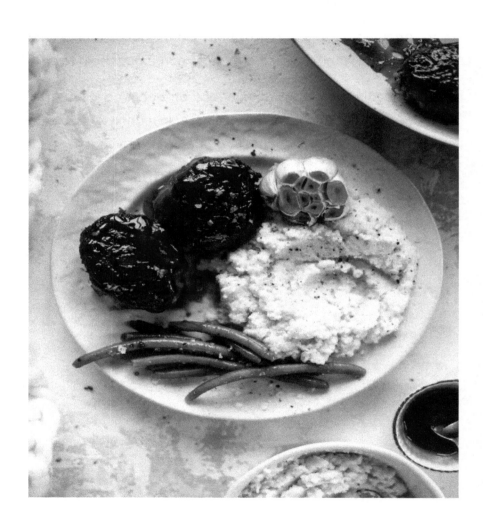

Fissaggi

POLPETTONE DI TACCHINO:

- 1 cucchiaio di olio d'oliva

- 1 cipolla dolce, tagliata a dadini

- 2 spicchi d'aglio, tritati

- ½ tazza di prezzemolo nuovo tritato, oltre a quello aggiuntivo per il fissaggio

- 1 libbra Shady Brook Farms 93% di tacchino macinato

- Bocconcini di pane preparati da 3/4 di tazza

- 1/2 tazza di latte

- 1 uovo enorme, sbattuto delicatamente

- 2 cucchiai di ketchup o salsa barbecue

- 1 cucchiaio di salsa Worcestershire

- 1 cucchiaino di sale legittimo

- 1/2 cucchiaino di basilico essiccato

- ½ cucchiaino di prezzemolo essiccato

- ½ cucchiaino di aglio in polvere

- ½ cucchiaino di pepe nero appena rotto

- ⅓ tazza di ketchup

- 2 cucchiai e mezzo di zucchero color terra

- 1 cucchiaio di aceto di succo di mela

MASH COTTO DI CAVOLFIORE ALL'AGLIO

- 2 teste d'aglio

- 2 cucchiaini di olio d'oliva

- 1 cavolfiore a testa enorme

- 2 cucchiai spalmati, sciolti

- 1/4 di tazza di liquido di cottura dal cavolfiore

- Sale e pepe

Indicazioni:

1. Preriscalda il fornello a 375 gradi F. Inizia facendo cuocere prima l'aglio. Taglia le cime delle teste d'aglio e bagnale con olio d'oliva. Racchiudi le teste con un foglio e mettile nel fornello per 40 minuti o da qualche parte nelle vicinanze mentre fai tutto il resto!

2. Scaldare una padella a fuoco medio e aggiungere l'olio d'oliva. Mescolare le cipolle e l'aglio, cuocendo fino a quando non si sarà ammorbidito e chiaro, circa 5 minuti. Mescolare il prezzemolo nuovo. Eliminate dal calore e lasciate raffreddare un po '.

3. In una ciotola, unire il tacchino macinato, la cipolla, l'aglio, gli avanzi di pane, il latte, l'uovo, il ketchup, la salsa Worcestershire, il sale, il basilico, il

prezzemolo, l'aglio e il pepe. Utilizza le tue mani per unire la combinazione fino a quando non sarà consolidata e i fissaggi saranno ugualmente trasmessi. Struttura la miscela in polpettoni su piccola scala di circa 1 pollice di spessore e 2 brividi di lunghezza.

4. Riscaldare una padella simile a fuoco medio e aggiungere un altro cucchiaio di olio d'oliva. Aggiungere i polpettoni nella padella e il colore della terra sui due lati, circa 3 o 4 minuti per ogni lato.

5. Mescolare insieme il ketchup, lo zucchero terroso e l'aceto in una ciotola — Cucchiaio da 1 a 2 cucchiai sopra ogni polpettone. Individua la padella sul fuoco e prepara per 20-25 minuti, o fino a quando il punto focale dei polpettoni arriva a 165 gradi F. Al termine, cospargere con prezzemolo nuovo.

6. Mentre i polpettoni sono nella griglia, schiaccia il cavolfiore. Taglia la testa di cavolfiore a cimette. Mettilo in una pentola o pentola enorme e coprilo con acqua, più o meno un pollice oltre la parte superiore del cavolfiore. Riscaldare la miscela fino all'ebollizione e cuocere fino a quando non è delicata, circa 10 minuti o da qualche parte nelle vicinanze. Canalizza il cavolfiore, trattenendo circa 1/4 di tazza di liquido.

7. Aggiungi il cavolfiore a un robot da cucina e mescola fino a ottenere una purea. Versare il liquido di cottura e la crema spalmabile ammorbidita, insieme a un pizzico di sale e pepe. A questo punto gli spicchi d'aglio dovrebbero essere sobbolliti. Premili dalla carta nella purea di cavolfiore. Purea di nuovo per consolidare. Assaggia e condisci con altro sale e pepe se necessario.

8. Servi i polpettoni e la schiacciata di cavolfiore con un vegetariano a tua scelta! Adoro un fagiolo verde o un cavoletto di Bruxelles. Apprezzare!

43 Insalata di casa (vegana)

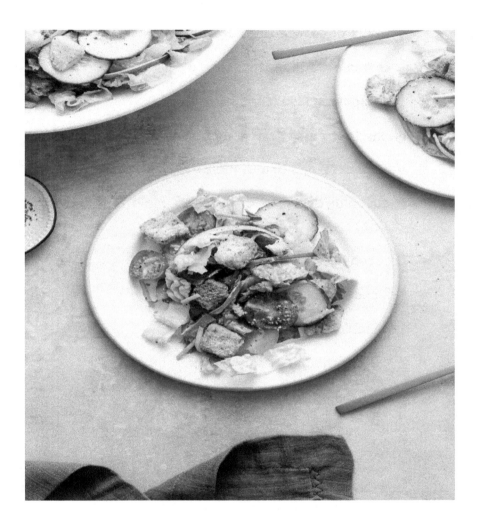

Fissaggi:

- 2 teste di lattuga romana (circa 6-8 tazze), tagliate
- $\frac{3}{4}$ guarnizioni di pane in tazza
- $\frac{1}{2}$ tazza di carote distrutte
- $\frac{1}{2}$ cetriolo, tagliato magro
- $\frac{1}{4}$ di cipolla rossa, tagliata
- un modesto mazzo di pomodorini, tagliati a metà
- Vinaigrette di sidro di mele
- 4 cucchiai di aceto di succo di mela (pref. Bragg's crude)
- 3 cucchiai di olio d'oliva (vedi note)
- 1-2 cucchiaini di Digione
- 1 spicchio d'aglio, tritato
- $\frac{1}{4}$ - $\frac{1}{2}$ cucchiaino di sale + pepe

Linee guida:

1. Vinaigrette: In una piccola ciotola o in un contenitore di vetro, sbatti insieme il succo di mela aceto, olio d'oliva, dijon, aglio e sale + pepe. Condire a piacere.

2. Raccogli insalata: in un'enorme ciotola da portata, carica con lattuga romana (o verdure verdeggianti

di decisione), guarnisci con carote, cipolla, cetriolo e guarnizioni di pane. Cospargere il condimento sopra e lanciare per unire.

3. Per 4 - 6 piccoli lati o 1 - 2 come prima cena.

4. Servire in piatti individuali per più superficie e sapore, guarnire con pancetta al cocco, ceci arrostiti croccanti o parmigiano alle mandorle per varietà. Anche una spolverata di pepitas, semi di girasole o semi di canapa sarebbe generosa!

5. Conservazione: gli avanzi possono essere conservati in frigorifero fino a 2 - 3 giorni. Nella remota possibilità che preparare per la cena, potrebbe essere l'ideale per mantenere il piatto di verdure miste e condire in modo indipendente fino a quando non si è pronti a servire

44.Salmone piatto di uova di verdure miste su verde

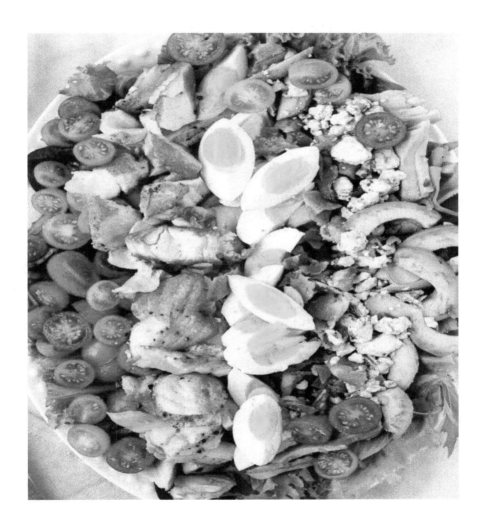

Fissaggi:

- Metrico

- 2 parti di filetto di salmone nuovo senza pelle e disossato (circa 150 g ciascuna)

- 4 uova

- 2 cuori di lattuga diamantati, tagliati a spicchi

- 6 olive scure, tagliate a metà

- 6 olive verdi, tagliate a metà

- 8 pomodorini, tagliati in quarti

- 80 g di fagiolini fini

- 1 pane pitta tagliato, aggredito di piccole forme imprevedibili

- 2 cucchiai di panna acida, indebolita con $\frac{1}{2}$ cucchiaio di acqua ad alta temperatura

- 3 cucchiai di olio d'oliva, per cucinare e per condire

- 1 spruzzata di aceto balsamico

- 2 spicchi di filetto di salmone nuovo senza pelle e disossato (circa 150 g ciascuno)

- 4 uova

- 2 cuori di lattuga perlata, tagliati a spicchi

- 6 olive scure, tagliate a metà

- 6 olive verdi, tagliate a metà

- 8 pomodorini, tagliati in quarti

.5   oz di fagioli verdi fini

- 1 pitta tagliata, attaccata di piccole forme sporadiche

- 2 cucchiai di panna acida, indebolita con $\frac{1}{2}$ cucchiaio di acqua calda

- 3 cucchiai di olio d'oliva, per cucinare e per condire

- 1 spruzzata di aceto balsamico

- 2 pezzetti di nuovo salmone senza pelle e disossato (circa 150 g ciascuno)

- 4 uova

- 2 cuori di lattuga gioiello, tagliati a spicchi

- 6 olive scure, tagliate a metà

- 6 olive verdi, tagliate a metà

- 8 pomodorini, tagliati in quarti

- 90 g di fagiolini verdi fini

- 1 pitta tagliata, attaccata di piccole forme sporadiche

- 2 cucchiai di panna acida, indebolita con $\frac{1}{2}$ cucchiaio di acqua ad alta temperatura

- 3 cucchiai di olio d'oliva, per cucinare e per condire

- 1 spruzzata di aceto balsamico

Guida:

1. Per cominciare, cuoci il salmone. Scaldare un contenitore antiaderente e aggiungere un filo d'olio d'oliva. Cuocere il salmone su tutti i lati fino a quando non si è caramellato e ha un aspetto leggermente bollito. Questo dovrebbe richiedere circa 7 minuti. Al momento della cottura, lasciate raffreddare marginalmente il salmone mentre preparate diversi pezzi.

2. Per cuocere le uova, scaldare un pentolino d'acqua fino all'ebollizione. Abbassare le uova con tenerezza utilizzando un cucchiaio aperto. Mescola per 3-4 minuti, in base alle dimensioni dell'uovo. Eliminate e lasciate raffreddare. Spelare e tagliare a spicchi.

3. Riscaldare un po 'd'acqua e cuocere i fagiolini per 1 momento. Elimina i fagioli e lasciali raffreddare rapidamente nell'acqua del virus. I fagioli dovrebbero essere verdi e croccanti. Incanala i fagioli e mettili in una ciotola.

4. Scaldare una padella antiaderente e friggere le guarnizioni di pane pitta strappate - devono essere di un colore terroso brillante e leggermente croccanti - aggiungerle ai fagioli nella ciotola.

Aggiungere i cuori di perle, le olive e i pomodori nella ciotola.

5. Condire tutto il piatto di verdure miste con un po 'di olio extravergine di oliva e una spolverata di aceto balsamico. Separare la porzione di verdure miste tra due piatti.

6. Ora prendi il tuo salmone e, usando le mani pulite (o due cucchiai), manovra il tessuto in enormi patatine. Posizionare il salmone tagliato a pezzetti cotto sulla porzione di verdure miste. Inoltre, aggiungi gli spicchi d'uovo bolliti. Fai la doccia su un po 'di crema piccante.

45.Buffalo pollo cetriolo fette di frutta

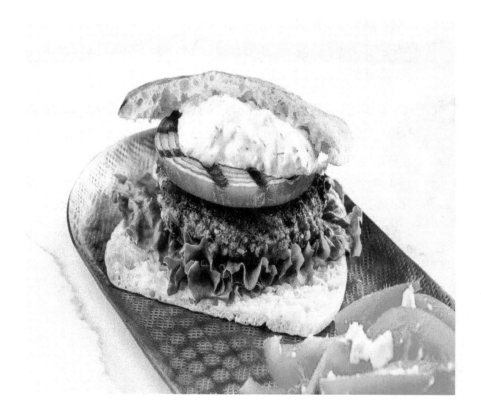

Fissaggi

- 1 cetriolo, tagliato a pezzi da un quarto di pollice (dovrebbe produrre circa 16 pezzi)

- 3 cucchiai di pollo distrutto

- $\frac{1}{4}$ tazza di crema cheddar rilassata

- 3 cucchiaini di salsa piccante (o come preferisci)

- 3 cucchiaini di sedano, tagliato finemente

- 1 cucchiaio e mezzo di mozzarella cheddar

- 1 cucchiaino di condimento agricolo o $\frac{1}{2}$ cucchiaino di preparazione agricola

- Sale e pepe a piacere

- 3 cucchiai di cheddar blu disintegrato

- Prezzemolo per decorare

- Mediavine

Linee guida

1. In una piccola ciotola, aggiungi il pollo, la crema di formaggio cheddar, la salsa piccante, la mozzarella cheddar, la fattoria e il sedano. Mescola bene.

2. Allineare il cetriolo, aggiungere circa un cucchiaino di miscela di crema cheddar a ogni taglio di cetriolo.

3. Ottima combinazione con cheddar blu. Abbellimento con prezzemolo, salsa piccante e sedano (quando lo si desidera).

46. porzione speziata di cavolo riccio all'ananas di verdure miste (veggie lover)

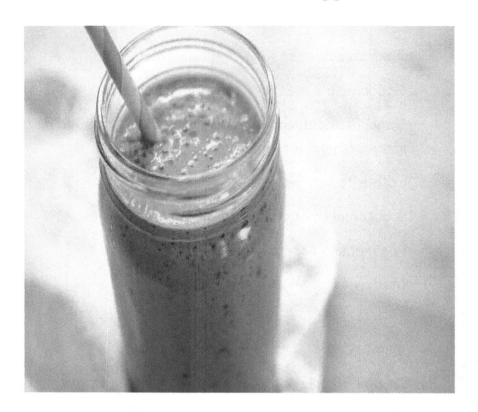

Fissaggi:

- 1 cavolo cavolo cappuccio lacinato, lavato, spine eliminate e tagliate miseramente

- 1/2 tazza di ananas nuovo a cubetti

- 1/4 tazza di cipolla rossa sminuzzata

- 1 peperone rosso, coltivato e sminuzzato

- 1 peperoncino jalapeño, tritato [rimuovere i semi per meno calore]

- 1 lime, spremuto

- 1/2 aranciata, strizzata

- 1/2 cucchiaino di cumino in polvere

- 1 cucchiaio di semi di canapa

- 1 cucchiaino di olio d'oliva [facoltativo]

Linee guida:

1. sale e pepe appena macinato a piacere

2. Prepara il cavolo nero e mettilo in una ciotola media. Strofina indietro il cavolo, schiacciandolo nel palmo delle mani finché non si restringe - circa 2 minuti.

3. In una ciotola diversa, unisci l'ananas, il coriandolo, la cipolla, il peperoncino, il jalapeño, i succhi di lime e arancia e il cumino in polvere. Mescolate bene e lasciate rappresentare 15 minuti.

4. Lancia la combinazione di ananas con il cavolo riccio.

5. Condire con sale e pepe. Bagnare con olio d'oliva [se lo si desidera] e cospargere con semi di canapa non molto tempo prima di servire.

47 Riso colorato terroso di broccoli Teriyaki di ceci (vegetariano)

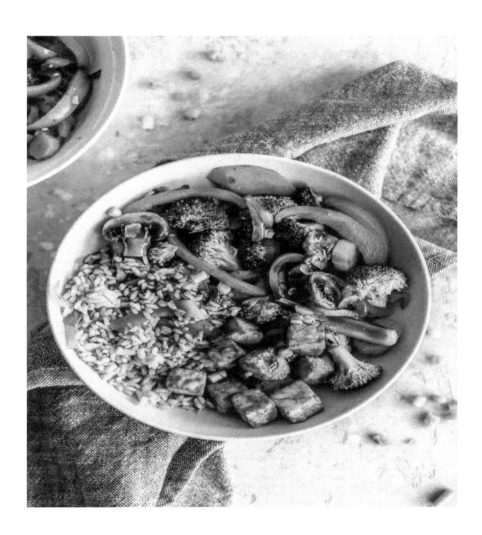

Fissaggi

- Ceci Teriyaki

- 1 barattolo di ceci, (vedi note)

- 1/2 tazza di salsa teriyaki, (118 ml)

- 1 peperoncino rosso, tagliato a fettine

- Sale e pepe a piacere

- Cavolini Di Bruxelles Cotti

- 3 tazze di cavoletti di Bruxelles (264 g)

- 1 cucchiaio di olio d'oliva

- Sale e pepe a piacere

- Funghi e broccoli saltati in padella

- 9 piccoli funghi, tagliati

- 1 piccola testa di broccoli, tagliata in pezzi più modesti

- 1 cucchiaio di olio

- 3 spicchi d'aglio, tritati

- 2 cucchiai di salsa di soia

- Pepe nero, quanto basta

Linee guida:

1. Lavare i cavoletti di Bruxelles sotto l'acqua del virus per eliminare la terra e tagliare i gambi se necessario. Canalare completamente e asciugare su un accumulo, accumulare carta da cucina libera.

2. Tagliarli a metà e posizionarli sul piatto di preparazione. Cospargere i pezzi ugualmente con olio d'oliva e condire con sale e pepe nero. Adagiare i pezzi con il lato tagliato verso il basso e infornarli nella griglia a 180 ° C / 356 ° F per 15-20 minuti, fino a quando diventano terrosi e sodi. Capovolgere parzialmente gli esempi durante la cottura.

3. Nel frattempo, scaldare l'olio in eccesso in una padella e aggiungere i broccoli ei funghi tagliati. Cuocere fino a quando i broccoli iniziano a dorarsi, a quel punto condire con salsa di soia, aglio e pepe nero. Elimina dalla padella.

4. Servire ceci, pulcini e pietanze saltate con riso o spaghetti

48 Verdure di tortino di tacchino jerk

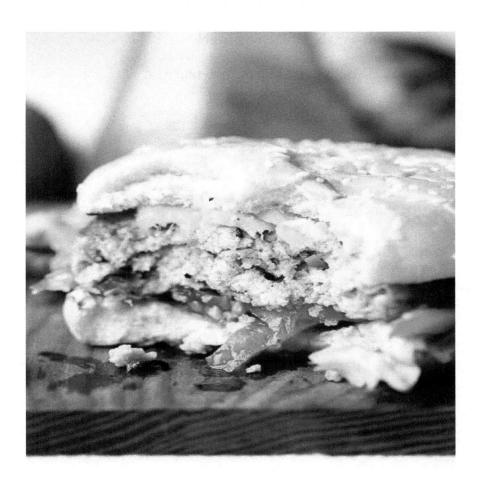

Ingredienti:

- 1 libbra di tacchino macinato magro
- 1/3 di tazza di marinata jerk
- 1/3 di tazza di pangrattato normale
- 2 scalogni interi, tritati
- 1/2 cucchiaino di sale kosher
- 1/4 cucchiaino di pepe
- 1 cucchiaio di olio d'oliva
- 1 mango maturo piccolo, sbucciato e affettato

Istruzioni:

1. In una grande ciotola, unire il tacchino, la marinata jerk, il pangrattato, lo scalogno, il sale e il pepe. Non mescolare eccessivamente.

2. Formare il composto in 4 polpette piatte e uniformi; spennellare bene entrambi i lati con olio. Trasferire su una teglia rivestita di carta forno.

3. Metti le polpette in frigorifero per almeno 1 ora.

4. Preriscaldare il grill per medio-alto. Ungere bene le griglie della griglia e cuocere gli hamburger per 5-6 minuti per lato o finché non sono cotti, una

temperatura interna raggiunge i 165 gradi F e non è più rosa al centro.

5. Servire su focacce con maionese e mango maturo fresco!

49.Herb pollo asparagi patata dolce

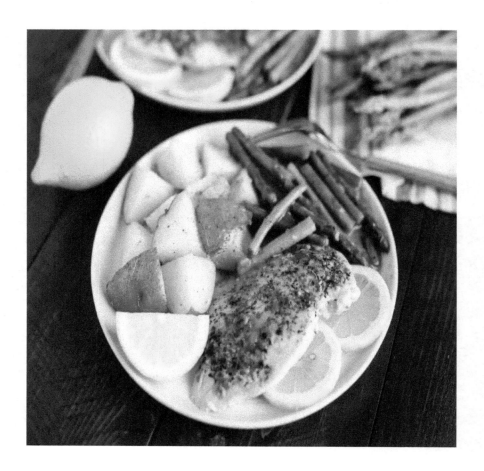

Fissaggi:

- 1 enorme igname, spogliato e tagliato a dadini in pezzi da 1/2 pollice totali

- 1/4 tazza di olio d'oliva, isolato

- 4 spicchi d'aglio, schiacciati o tagliati finemente, separati

- 2 cucchiaini di origano essiccato, isolato

- 2 cucchiaini di basilico, isolato

- 2 cucchiaini di prezzemolo, isolato

- Sale e pepe nero appena macinato

- 600 g di petto di pollo disossato e senza pelle, tagliato a dadini in un pezzo da 1/4 di pollice

- 1 enorme testa di broccoli tagliata a cimette (circa 3 tazze di cimette)

- 1 peperone rosso (peperone), privato dei semi e tagliato a spicchi

- 1 cipolla rossa media, tagliata a spicchi

Indicazioni

1. Preriscalda la griglia a 200 ° C.

2. Rivesti un'enorme lastra / piastra riscaldante bordata con carta o foglio di alluminio. Orchestrare gli ignami sul piatto; spolverare con 1 cucchiaio di olio (o quanto basta per coprire ugualmente), 1

spicchio d'aglio schiacciato, 1/2 cucchiaino ogni origano, basilico e prezzemolo. Lancia bene per coprire completamente. Condire con sale e pepe e distribuire in uno strato uniforme. Coprire con un foglio di alluminio e infornare in una griglia calda per 20 minuti mentre si preparano le verdure rimanenti.

3. Gli ignami inizieranno semplicemente a rilassarsi fin da ora (anche adesso saranno in una certa misura duri all'interno, per quanto delicati esternamente). Elimina dal fuoco e organizza il pollo, i broccoli, i peperoni e la cipolla attorno agli ignami. Cospargere con olio residuo; aggiungere l'aglio e le spezie. Metti tutto insieme per ricoprire completamente di olio e condisci con altro sale e pepe a piacere.

4. Rivisitazione del fornello e preparazione per 15-20 minuti, girando il pollo e altri fissaggi una volta durante la cottura, finché il pollo non è cotto e non, a questo punto rosa al centro, e le diverse verdure sono cotte.

5. Servite prontamente OPPURE lasciate raffreddare a temperatura ambiente, suddividetelo in 4 supporti e avrete le cene preparate per la settimana!

50. Patate rosse con peperoni hot dog di tacchino italiano

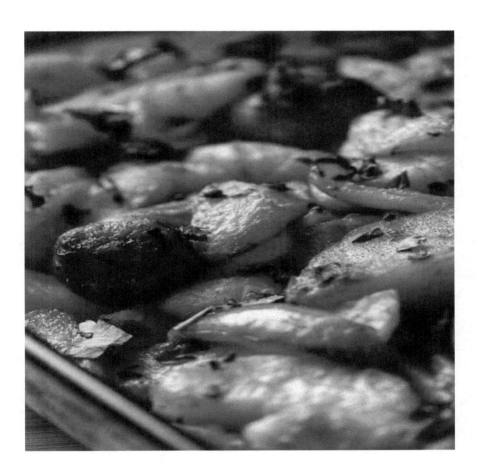

Fissaggi

- 4 patate enormi spogliate e squartate, di colore giallo o bruno rossastro, circa 2 libbre

- 3 cucchiai di olio extravergine di oliva, isolato

- 3-4 spicchi d'aglio tritati grossolanamente

- 2 cipolle medie tagliate

- spremere pezzi di peperone rosso discrezionale

- 4 wieners italiani tagliati in terzi

- 1 peperone rosso gestito e tagliato

- 1 peperone giallo gestito e tagliato

- 4-5 cipolle verdi tagliate

- 1-1$\frac{1}{2}$ cucchiaini di paprika

- Sale e pepe a piacere

- 3-4 cucchiai di prezzemolo a foglia di livello italiano nuovo e tritato finemente

Linee guida

1. Preriscalda la griglia a 220 ° C.

2. Macinare i fornelli sul rack inferiore della comunità, che è il secondo dalla base.

3. Aggiungere le patate a spicchi in una pentola enorme di acqua fredda salata.

4. Riscaldare fino all'ebollizione, diminuire il calore e poi stufare fino a quando una lama non può

perforare. Questo richiede circa 8-10 minuti, tutti a seconda di quanto sono spessi i tuoi cunei.

5. Aggiungi 2 cucchiai di olio d'oliva in una padella enorme a fuoco medio-alto.

6. Abbassare la fiamma a una temperatura media, aggiungere 3-4 spicchi d'aglio sminuzzati e mescolare per circa 30 secondi.

7. Aggiungere le 2 cipolle tagliate e cuocere per circa 5-7 minuti.

8. Aggiungere sale e pepe a piacere. Nel caso in cui ti piaccia un po 'di calore, sentiti libero di aggiungere una spremuta o due di pezzi di peperoncino.

9. Aggiungere le salsicce italiane al piatto e unirle alle cipolle. Rosolare per circa 10 minuti.

10. Controlla la cottura delle patate.

11. Nella remota possibilità che una lama possa essere incorporata senza molto allungamento, è finita. Con un cucchiaio aperto, sposta le patate scottate in un'enorme ciotola.

12. Aggiungere 1 cucchiaino di paprika e 1 cucchiaio di olio d'oliva. Unite le patate scottate e mettete in un posto sicuro.

13. Aggiungere i peperoni rossi e gialli tagliati e le cipolle verdi nel contenitore. Soffriggi per circa 5 minuti o finché non iniziano ad addolcirsi

14. Sposta la combinazione di wiener e patate su un enorme piatto di preparazione profondo (circa 9 x 13 pollici).

15. Gettate teneramente insieme.

16. Ogni volta che lo si desidera, spolverare con un po 'più di paprika, circa $\frac{1}{2}$ cucchiaino o qualcosa del genere.

17. Coprite con una torta di alluminio e riscaldate per circa 20 minuti.

18. Rivelare e preparare per altri 15-20 minuti o fino a quando la maggior parte dell'umidità è svanita e lo strato superiore sembra, a detta di tutti, ben cotto.

19. Spostare in un piatto da portata, abbellire con nuovo prezzemolo tagliato a listarelle e servire.

CONCLUSIONE

La dieta mediterranea non è una dieta unica, ma piuttosto un modello alimentare che prende ispirazione dalla dieta dei paesi dell'Europa meridionale. C'è un'enfasi su cibi vegetali, olio d'oliva, pesce, pollame, fagioli e cereali.